BIBLIOTHÈQUE SCIENTIFIQUE CONTEMPORAINE

Les Maladies Cryptogamiques

DES CÉRÉALES

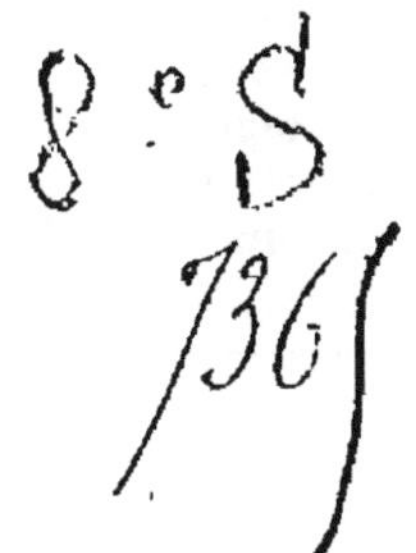

CHARTRES. — IMPRIMERIE DURAND, RUE FULBERT.

LES

Maladies Cryptogamiques

DES CÉRÉALES

PAR

JEAN LOVERDO

INGÉNIEUR AGRONOME

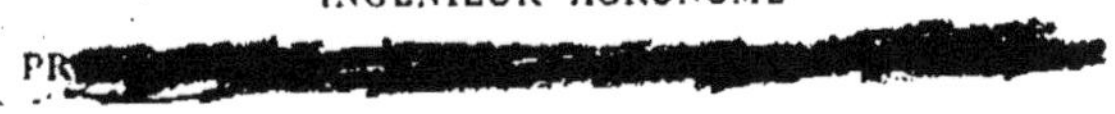

AVEC 35 FIGURES INTERCALÉES DANS LE TEXTE

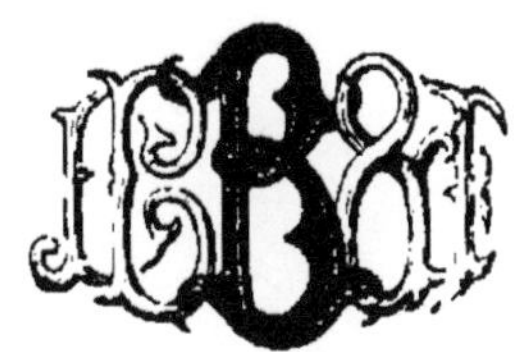

PARIS

LIBRAIRIE J.-B. BAILLIÈRE ET FILS

RUE HAUTEFEUILLE, 19, PRÈS DU BOULEVARD SAINT-GERMAIN

1892

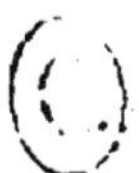

LES MALADIES CRYPTOGAMIQUES DES CÉRÉALES

INTRODUCTION

Pour la culture des céréales, ainsi que pour toutes les autres branches de l'agriculture, nous sommes arrivés à une époque où la simple expérience traditionnelle ne répond plus à nos besoins. Une solide instruction professionnelle s'impose à tous ceux qui désirent s'adonner à cette culture d'une façon rationnelle et selon des données scientifiques.

La concurrence toujours croissante de l'Amérique et des Indes, où la production des céréales, et spécialement du blé, progresse à pas de géant, devient de plus en plus menaçante pour l'agriculteur européen. D'autre part, les traités internationaux, qui règlent l'échange de tous les produits parmi les nations civilisées, et la grande rapidité des transports par mer et par terre, tendent à niveler le prix des céréales dans tous les marchés du monde. Mais en même temps que cette énorme production mondiale des grains garantit l'humanité des anciens désastres de la famine, elle pousse, d'autre part, les différents producteurs des céréales à une lutte acharnée, lutte sous laquelle succombent toujours ceux qui produisent *moins* et à prix *plus élevé*. Ceux-ci se trouvent évidemment dans une condition d'infériorité vis-à-vis des autres, infériorité de laquelle ils ne peuvent sortir qu'en changeant d'une façon radicale leurs systèmes de culture et en suivant les procédés rationnels que la science indique et que l'expérience confirme.

Il faut lutter contre ces organismes microscopiques, si longtemps ignorés, et qui ont causé cependant, depuis les temps les plus reculés, des ravages si considérables.

Nous avons cherché à réunir dans ce livre ce qu'on connaît relativement aux plus importants micro-parasites végétaux de nos céréales. Comme céréales, nous comprendrons : le *blé*, le *seigle*, le *maïs*, l'*orge*, l'*avoine*, le *sorgho* (S. commun et S. sucré), le *millet* et le *riz*, le *sarrasin* ne présentant pas, que nous sachions, d'affections parasitaires importantes. Nous exposerons l'histoire des micro-parasites végétaux depuis longtemps connus, en même temps que de ceux récemment découverts. Nous décrirons le mode de vie, les effets et les remèdes connus pour combattre ou prévenir ces infiniment petits, ainsi que l'histoire des maladies qu'ils provoquent. Nous rassemblerons les connaissances acquises sur chacune des espèces importantes sous les titres suivants : Historique, Caractères extérieurs,

ÉTUDE BOTANIQUE, CONDITIONS DE DÉVELOPPEMENT, EFFETS DE LA MALADIE, MOYENS DE DÉFENSE.

L'étude biologique des principales espèces occupera une large place dans ce livre. Il faut bien connaître, en effet, son ennemi pour pouvoir le combattre. Aujourd'hui, grâce à l'application du microscope à la mycologie morphologique et expérimentale, on est arrivé à s'assurer de la première cause d'une grande partie des maladies dites *parasitaires*.

Les effets persisteront toujours fatals autant que les causes survivent. Et, d'autre part, pour supprimer les causes, il faut d'abord les connaître dans leurs détails ; ce qui, malheureusement, n'est pas toujours le cas des agriculteurs.

Un assez grand nombre de maladies, dont nous allons parler, étaient connues par leurs effets même dans l'antiquité, mais alors on les attribuait aux châtiments de Dieu[1], aux éléments planétaires, ou même à d'autres causes imaginaires. Des études sérieuses sur leur vraie cause ne datent que de ce siècle.

On a commencé par constater la présence de nombreux organismes végétaux microscopiques sur les parties malades, puis par les suivre dans leur développe-

1. Parmi le grand nombre de maux dont Moïse menace les Israélites, il met celui de la *brûlure* (des blés) et celui de la *rouille* (Tillet, *Dissertation sur la cause qui corrompt et noircit les grains de blé dans les épis*, p. 25).

ment et leur propagation et leurs rapports avec les infections et les altérations qui les accompagnent. Enfin, grâce à l'introduction des *inoculations artificielles,* on est arrivé à se renseigner d'une façon certaine sur leur nature parasitaire.

Ce nombre restreint d'années pour l'étude des phénomènes de cette sorte n'a pas suffi à élever la *nosologie végétale* à la place que l'avenir lui réserve. Si on est arrivé, en effet, à étudier au point de vue morphologique et biologique la cause de la plupart des maladies des végétaux, ainsi qu'en partie les questions relatives à l'anatomie pathologique de ces derniers, on connaît bien peu de chose encore sur les réactions chimiques intimes qui se passent entre le parasite et son hôte. Mais il faut, d'autre part, avouer que ces études ne sont pas faciles. Elles réclament avant tout une parfaite connaissance de l'organisme sain, de solides notions de microchimie, de la persévérance, et une précise interprétation des agents extérieurs, qui peuvent influer ou qui influent nuisiblement sur l'organisme.

Pour se faire une idée des cas pathologiques et de la façon d'interpréter et expliquer les maladies et les anomalies qui, dans la plupart des cas, sont évidentes, même à l'extérieur, il ne sera pas hors de propos de rappeler ici que chaque organisme, abstraction faite des organismes unicellulaires, est formé d'un ou plusieurs *tissus ;* que chaque tissu se compose d'un ensemble d'éléments constitutifs qu'on nomme *cellules,* et que chaque cellule végétale en état vivant contient un *protoplasme* doué d'une forme plastique active.

C'est dans le protoplasme qu'il faut chercher le siège vital de l'organisme ; c'est lui aussi qui imprime aux organes leur aspect extérieur. Dans les cas normaux, chaque plante se développe normalement. Si cependant cette masse protoplasmique vient à être altérée d'une façon quelconque, — soit par la piqûre d'un insecte, soit par l'action d'un champignon ou d'un autre agent extérieur, toute ou seulement une partie de la plante ressentira l'effet, et l'organe attaqué, au lieu d'atteindre sa forme caractéristique, se déformera.

Les déformations peuvent être variables ; le plus souvent elles consistent dans la réduction des formes, provenant de l'absorption ou de la contraction du plasme ; d'autres fois, au contraire, dans l'augmentation de leur volume par suite d'une irritation ou par infiltration de substances étrangères dans les cellules.

Tous ces changements de forme sont généralement accompagnés par une modification du contenu des tissus, qui généralement se brunit plus ou moins.

Si on remonte maintenant à l'origine de ces altérations, on constate qu'elles résultent des *conditions du milieu* (nature du sol, etc.), ou qu'elles se produisent par suite des *accidents atmosphériques,* ou enfin qu'elles ont pour cause l'*action* d'un *organisme vivant,* savoir de l'homme (cas d'acclimatation, blessures, etc.), des animaux (insectes, etc.) et des végétaux.

Les *champignons,* qui occupent le dernier degré dans

l'échelle végétale, en se développant comme parasites sur les céréales, causent les affections les plus funestes, qu'on désigne sous le nom de *maladies cryptogamiques*.

La vaste classe des champignons comprend trois sections : *Myxomycètes, Schizomycètes* et *Eumycètes*. Les deux dernières embrassent tous les parasites dont il sera question ici. L'étude de ces parasites exige, au point de vue pratique, des connaissances botaniques et mycologiques suffisantes et, en outre, un outillage bien simple. Un microscope, en effet, avec tous ses accessoires pour l'observation[1], ainsi qu'une chambre humide pour la germination, suffisent au praticien qui se borne à constater la maladie pour savoir à quel remède il doit recourir, ou pour se faire une idée du groupe auquel le champignon appartient, ce qui le guidera dans les recherches des moyens pour le combattre, quand il n'en a pas d'indiqués.

Avant de faire l'histoire de différentes maladies dans la description desquelles nous suivrons l'ordre des champignons qui les causent, d'après l'ouvrage de M. Saccardo[2], nous exposerons quelques considérations sur le Parasitisme et le Saprophytisme.

1. Voy. Couvreur, *Le Microscope* et ses *applications à l'étude des animaux et des végétaux*.

2. P. Saccardo, *Sylloge Fungorum omnium hucusque cognitorum*. — 8 gros volumes. Padova, 1882-1889.

PARASITISME ET SAPROPHYTISME

L'influence que l'espèce fongine exerce sur l'état normal de la vie des animaux ou des végétaux et sur la décomposition des substances organiques n'est que la conséquence de ses *phénomènes d'adaptation.*

Les champignons étant dépourvus de chlorophylle, c'est-à-dire de la matière verte indispensable aux plantes pour la fixation et l'assimilation du *carbone* (élément qui forme la base de tous les principes immédiats et nécessaires pour la nutrition de l'organisme), ils doivent se nourrir aux dépens des autres organismes vivants ou de leurs dérivés. Pour cela, ils possèdent la faculté de dissoudre les substances organiques, et la cellulose elle-même — probablement au moyen d'un ferment particulier, — avant de les assimiler. Tous les champignons, cependant, ne possèdent pas de facultés assimilatrices de la même intensité. Certains d'entre eux ont le pouvoir de digérer et d'assimiler les substances organiques qui se trouvent renfermées dans les êtres vivants ; tandis que les autres vivent sur des matières organisées mortes, plus ou moins décomposées. Ceux qui suivent le premier régime vital ont été appelés *Parasites,* tandis que les seconds ont reçu du professeur Bary (1866)[1] la dénomination collective de *Saprophytes.*

1. Voy. de Bary, *Morphologie und Physiologie der Pilze, Flechten und Myxomyceten.* Leipzig, 1866.

Ces deux groupes sont bien définis dans leur cercle d'action. Le premier a une importance capitale pour l'agriculteur, attendu qu'il contient des espèces qui vivent sur les plantes cultivées par lui, dont elles épuisent les principes nutritifs en y déterminant des maladies parfois bien graves, et dont les effets se font sentir par la destruction même de la récolte.

La nature parasitaire et les effets nuisibles de cette sorte de champignons peuvent être démontrés par le procédé des *inoculations artificielles* introduites pour la première fois par MM. de Bary et Kühn.

La pratique de ces preuves d'infection, dans un laboratoire qui est à l'abri de tous les accidents externes, présente, suivant la nature ou le mode de développement du champignon à expérimenter, des difficultés plus ou moins grandes. Nous donnerons ici l'expérience exposée dans le livre de M. Wolf[1].

Tâchons de voir si le champignon qu'on rencontre sur les céréales rouillées est vraiment parasite et s'il cause réellement l'infection à ces plantes. Semons pour cela, au printemps, quelques graines de blé ou de seigle dans des vases remplis avec de la bonne terre des champs, et transportons ces récipients, après les avoir couverts au moyen d'une cloche de verre, dans une chambre fermée, pour les

1. R. Wolf, *Krankheiten der landwirtschaftlichen Nutzpflanzen durch Schmarotzerpilze*, p. 20 et suiv. Berlin, 1887.

soustraire aux influences atmosphériques. Il est certain que, quelques jours plus tard, les grains germeront et donneront naissance à des plantules saines et robustes. Recueillons alors du blé ou du seigle rouillé et mettons, au moyen d'une aiguille préalablement flambée, une minime quantité de la poussière rougeâtre formée, comme nous verrons par la suite, de *spores* ou organes reproducteurs du champignon dans une goutte d'eau stérilisée par ébullition et placée au milieu d'un porte-objet. Portons le tout sur le bâti en zinc de la chambre humide. Quatre ou cinq heures après, en observant au microscope la goutte qui porte les spores, il ne nous sera pas difficile de constater que beaucoup d'entre elles présentent un ou deux tubes germinatifs qui traversent leur membrane et sont remplis de protoplasme. Si, au lieu d'opérer comme nous avons fait plus haut, nous ensemençons directement la poussière rougeâtre sur des gouttes d'eau portées par les feuilles de nos plantes de seigle ou de blé, destinées à l'expérience et dont nous empêchons le dessèchement en les maintenant avec un récipient d'eau sous une cloche de verre, nous n'arriverons pas seulement à voir la germination, mais nous suivrons aussi le développement. En détachant soigneusement, après vingt ou vingt-quatre heures, un petit morceau épidermique de la partie sur laquelle les spores ont été déposées, et en regardant au microscope, nous pouvons nous persuader que les tubes germinatifs serpentent sur la feuille à mesure qu'ils s'allongent jusqu'à rencontrer une ouverture stomatique, par laquelle ils pénètrent pour former le *mycélium* ou organe végétatif, qui se loge dans les espaces intercellulaires de l'intérieur et la feuille. Deux ou trois jours après, les tissus de la partie foliaire où l'ensemencement a eu lieu, jusqu'alors sains, prennent une couleur plus pâle pour contracter finalement, sous l'action du mycélium, la couleur rouillée caractéristique, après avoir passé par toutes les nuances intermédiaires. Enfin, ce même mycélium finit par reproduire les spores qui lui ont donné naissance et qui apparaissent sur la partie infectée une quinzaine de jours après l'inoculation.

Qu'est-ce que vous avez voulu faire, peut-on nous demander, dans cette expérience ? Nous avons cherché à déterminer artificiellement, dans le laboratoire et sur un petit nombre de plantes, les phénomènes toujours subordonnés, hâtons-nous de le dire, à l'influence de la saison, qui se présentent en plein champ.

En maintenant l'air humide sous une cloche de verre, nous avons voulu représenter l'atmosphère saturée de vapeurs d'eau à la suite de pluies abondantes ou de rosées bien fortes ; d'autre part, en transportant au moyen d'une aiguille les spores rougeâtres de la rouille sur des feuilles aspergées de gouttes d'eau, nous avons voulu indiquer ce que les souffles du vent et les gouttes de pluie ou de rosée se chargent de faire dans la nature.

On comprend que dans les conditions naturelles, des centaines et des milliers de spores périssent fatalement, ou parce qu'elles se dessèchent avant de germer, ou parce que leurs tubes de germination ne trouvent pas de conditions de milieu favorables à leur développement ultérieur. Un grand nombre cependant d'entre elles arrive toujours à trouver les conditions qui assurent leur développement et favorisent leurs ravages.

L'œil nu ne peut pas naturellement distinguer des corps infiniment petits et moins encore leurs tubes germinatifs. Les anciens avaient beau agiter leur esprit pour remonter jusqu'à la cause de plusieurs ravages que leurs cultures subissaient. Il a fallu un microscope pour permettre à l'œil de découvrir ces êtres minimes et un procédé d'inoculations artificielles pour mettre hors doute leur action désastreuse.

Ce qui précède a permis, croyons-nous, de donner une idée sommaire de la vie parasitaire. Si maintenant, au lieu de prendre la poussière de la rouille, nous prenons des spores de *Fusarium roseum* Link (pour ne pas dire l'*Epicourum*, le *Macrosporium* et tant d'autres champignons qui se développent en saprophytes sur les céréales), champignon qui forme un feutrage rose sur la plupart des céréales desséchées, et nous tentons de les ensemencer, même à plusieurs reprises, par le procédé indiqué plus haut, sur des organes vivants de céréales appartenant à différentes espèces, un échec complet résultera de nos efforts ; les spores n'y prendront aucun développement ; tandis qu'au contraire, elles se développeront facilement sur les mêmes pieds arrachés et desséchés, c'est-à-dire *morts*.

Ces deux exemples permettront de saisir les différences biologiques qui séparent ces deux groupes de champignons, savoir les *Parasites* et les *Saprophytes.*

Tous les champignons cependant ne peuvent pas être toujours exclusivement attribués aux parasites ou aux saprophytes. Il y a, pour ainsi dire, des groupes *intermédiaires,* sur lesquels on nous permettra de nous arrêter pour un moment.

Plus haut, en choisissant l'exemple de la rouille et du *Fusarium,* nous avons pris deux champignons, dont l'un, le premier, ne peut vivre et se reproduire que sur un *substratum* vivant, et meurt fatalement et rapidement quand ses tubes germinatifs, au lieu de rencontrer des tissus en fonction, se trouvent au contact de matières organiques qui ont cessé de vivre ; les conditions biologiques du second sont diamétralement opposées à celles du premier : la substance organique morte est indispensable à son développement.

Ces deux champignons représentent deux grands groupes, savoir : celui des *strictement parasites,* et dans ce cas se trouve la rouille, et celui des *strictement saprophytes,* exemple le *Fusarium*[1].

A part celles-là, il y a d'autres espèces qui, malgré leur nature saprophyte, possèdent la faculté de passer toute

1. De Bary, *Morphologie und Biologie der Pilze,* etc. Leipzig, 1884, p. 381 et suiv.

une partie de leur existence à l'état de parasites. M. Van Tieghem a réuni ces champignons dans le groupe des *Parasites facultatifs*. D'autre part, parmi les strictement parasites, nous pouvons distinguer, avec le même savant, ceux qui le sont nécessairement pendant toute leur existence (Ustilaginées, Urédinées, etc.), et ceux pour lesquels à la vie parasitaire, toujours indispensable dans leur développement, succède une vie saprophyte, — surtout en vue de formation de quelques organes particuliers (Ascomycètes, etc. ; Polystigma rubrum, etc.). — Les premiers ont été appelés *Parasites obligés* et les derniers *Saprophytes facultatifs*.

Il s'ensuit donc que les champignons, au point de vue biologique, peuvent être divisés :

A' — En *strictement saprophytes*.
B' — En *parasites facultatifs*.
C' — En *strictement parasites*.

et ces derniers à leur tour en :

a' — *Parasites obligés*.
b' — *Saprophytes facultatifs*.

Les conditions artificielles ne manquent pas de déterminer des exceptions dans les phénomènes ordinaires de la vie fongine. Des espèces, par exemple, strictement obligées à être parasites, peuvent suivre pendant quelque temps un régime non parasitaire. C'est le cas de quelques

Ustilaginées, dont les spores se développent par bourgeonnement dans le fumier. Ce fait, qui, comme nous le verrons, a son importance pratique, devient plus compréhensible, si on pense qu'une graine de haricot peut germer aussi dans une solution aqueuse, sans que pour cela cette légumineuse perde de sa nature terrestre.

Les champignons qui intéressent la pratique agricole, même dans notre cas spécial, et dont on parlera ici, ne se retrouvent pas seulement parmi les strictement parasites, mais même parmi les parasites facultatifs.

I. — SCHIZOMYCÈTES

BACTÉRIES

Les schizomycètes, qui doivent leur nom à leur mode de reproduction générale par scissiparité, constituent un monde d'êtres microscopiques, tous parasites, qui ne peuvent vivre qu'au milieu de substances organiques déjà constituées. Ils les absorbent et les décomposent en déterminant leur putréfaction ou des fermentations spéciales. Ce sont les parasites végétaux des matières organiques du règne végétal ou animal. Leur nombre, la facilité extraordinaire de leur multiplication, rachètent leur extrême petitesse. Leur développement, si rapide, par segmentation et formation de spores, n'est en effet arrêté que par l'insuffisance du milieu nutritif qui les entoure, par la présence de produits chimiques nés sous leur influence ou d'autres agents physiques ou chimiques propres à les détruire. Aussi les rencontre-t-on partout dans la nature, et l'on a pu dire qu'ils sont les maîtres du monde.

Ils vivent dans les flaques d'eau, dans les mares stagnantes, les étangs qui renferment des matières organiques, dans les fleuves qui traversent les villes, dans les ports et sur le littoral et même dans les profondeurs de la mer. Ils se trouvent aussi suspendus accidentellement dans l'air, de telle sorte qu'ils ensemencent les infusions de foin, de légumineuses, le jus de raisin, la bière, les bouillons de viande, la viande abandonnée à l'air, les cadavres où ils se développent rapidement après la mort. Ils existent en masses énormes dans le terreau, l'humus, la terre végétale, à la surface du sol, surtout s'il est humide et s'il a reçu des matières organiques.

M. Duclaux[1] a montré que la germination des plantes était impossible dans un sol stérilisé; c'est-à-dire, complètement privé de micro-organismes. Les plantes ne peuvent utiliser les substances organiques qu'après qu'elles ont été modifiées par les microbes.

Les bactéries enfin pénètrent dans l'organisme humain par les voies aériennes avec l'air qui en contient, et dans le canal intestinal avec les aliments, causant souvent des maladies terribles.

Leur action sur les végétaux vivants ne paraît pas donner de grandes inquiétudes. La cause consisterait-elle, comme le prétendent quelques-uns, en ce que le plasme végétal offre des réactions acides et, par conséquent, un milieu défavorable à ces micro-organismes; ou bien dans ce qu'ils sont encore incomplètement connus par rapport aux mala-

1. Comptes-rendus, Académie des sciences, 5 janvier 1885.

dies des végétaux[1]? Le fait est qu'ils contribuent tous les jours à éclairer quelques phénomènes morbifiques de nos plantes[2].

En tout cas, leur connaissance intéresse au plus haut degré l'hygiène, la médecine, l'agriculture, en un mot toutes les classes sociales. C'est ainsi que des savants des plus autorisés et des hommes de science des plus considérés se sont appliqués à leur étude.

Au point de vue de leur développement, les bactéries présentent des formes diverses suivant leur âge et le milieu nutritif où elles sont placées. — Elles peuvent être sphériques, *microcoques,* en forme de bâtonnets, *bacciles,* enroulées en spirale, *spirilles,* etc.

Malgré cette polymorphie, qui est bien démontrée pour un grand nombre d'entre elles, il n'en est pas moins vrai qu'une bactérie d'une espèce donnée ne peut pas se transformer en une bactérie d'une autre espèce. La nature d'une bactérie n'est pas donnée seulement par sa forme, mais aussi par l'aspect de ses cultures et par ses propriétés physiologiques et pathologiques.

1. Il y a, en effet, un bon nombre de maladies même graves, comme par exemple celles qui déciment en ce moment les vignobles de la Californie et les rizières de la Lombardie, Brusone, pour ne citer que les principales, qui paraissent contagieuses et dont on ne connaît point la cause.

2. La *tuberculose* de l'olivier, la *gangrène* de la tige de la pomme de terre, la maladie bactérienne des pommiers et poiriers dans l'Illinois (États-Unis), etc...

Enfin leur organisation très simple les place aux derniers échelons du règne végétal, à côté des algues par leurs caractères morphologiques, et des champignons par leurs conditions biologiques, — parasitisme. Ici, d'accord avec M. Saccardo, nous avons surtout pris en considération ces derniers caractères.

Cependant, si ces organismes trouvent dans les céréales avariées un milieu favorable à leur développement[1], sur les mêmes plantes vivantes elles n'occasionnent, d'après ce qu'on connaît aujourd'hui, qu'un seul phénomène morbide, celui causé par le :

BACILLUS SORGHI. Burill.

Maladie du sorgho sucré (angl. Sorghum Bligt.)

En 1882, MM. Palmeri et Comes furent les premiers à observer une altération particulière sur les pieds du sorgho à sucre cultivé sur un petit terrain de Castellamare (près

1. Très abondants dans les céréales avariées, ces organismes ne paraissent pas être tout à fait étrangers à la cause de quelques maladies chez les personnes qui en consomment sous forme de pain ou de polenta. On a beaucoup écrit sur cette question en particulier, et sur les rapports entre les micro-organismes du maïs avarié et la cause de la pellagre. Récemment, MM. les docteurs A. Monti et V. Turelli de Pavie ont entrepris d'étudier rigoureusement cette question. (Voir Rendiconti dell'Accadem. dei Lincei, vol. VI, 2e sér., fasc. 4 et 5, 1890.)

de Naples), qu'ils attribuèrent d'abord à l'action de l'*Ustilago Reiliana,* Kühn[1].

La même maladie, ayant aussi fait son apparition l'année suivante, a attiré encore plus l'attention de ces botanistes, qui, ayant exprimé des chaumes de sorgho ainsi altérés, ont pu observer que le suc sortait rouge, et qu'il donnait de suite lieu à la fermentation alcoolique succédant à la fermentation acétique. Ce suc, en effet, soumis, à peine extrait, à la distillation, donnait de l'alcool, tandis que celui des tiges saines n'offrait aucune trace de ce corps.

Ces auteurs, après avoir décrit les symptômes de cette maladie, attribuèrent la cause à des saccharomycètes et signalèrent aussi la présence d'une minime bactérie qu'ils ont cru pouvoir identifier avec le *Bacterium terno* Duj.

Depuis lors en Europe il n'en a plus été question. Aux États-Unis, au contraire, Forbes signalait la même maladie dès 1883, et soumettait des pieds de sorgho ainsi atteints à l'examen de M. Burill, professeur à l'Université de l'Illinois. C'est en 1886 que ce dernier remarqua dans les tissus altérés la présence de nombreux microbes, auxquels il donna le nom de *Bacillus Sorghi.*

Enfin en 1888 nous voyons la même maladie envahir les cultures du sorgho à sucre de la station expérimentale de

1. Palmeri e Comes, *Notizie preliminari sopra alcuni fenomeni di fermentazione del Sorgo saccarino vivente.* (Accad. delle scienze Fis. e Mat. di Napoli, fasc. 12, 1883.)

Kansas, et M. Kellerman lui consacrer une étude spéciale[1], que nous allons résumer ici.

Caractères extérieurs de la maladie. — Une coloration jaunâtre, formant des taches qui se manifestent sur la surface interne de la gaîne, est généralement le premier indice du mal. Ces taches, commençant par la ligule ou par l'extrémité supérieure de la gaîne, possèdent une forme irrégulière. Ainsi quelquefois elles longent les grosses nervures ou les faisceaux fibro-vasculaires de la gaîne et s'y limitent; dans d'autres cas elles forment des points isolés, qui, limités d'abord entre les nervures secondaires, s'agrandissent de plus en plus, deviennent confluents, s'étendent du bas en haut de la gaîne et ne sont arrêtés que par les nœuds de la tige (fig. 1 A). La coloration jaunâtre que ces taches possédaient au commencement devient de plus en plus foncée, et, après avoir passé par toutes les nuances intermédiaires, elles tournent vite au rouge, puis au rouge brun, puis au rouge foncé et prennent enfin une couleur presque noire. Ces altérations, qui se retrouvent aussi sur les tissus sous-jacents, ne se manifestent que plus tard à la partie extérieure de la gaîne.

M. Kellerman remarque qu'il n'est pas rare de trouver sur les parties atteintes quelques insectes (diptères ou

1. *Sorghum Bligt.* in Report of Botanic Department of the Kansas exper. Stations, 1888.

aphides), qui contribuent à hâter le détachement de la gaîne, mais qui sont étrangers à la cause de la maladie.

La maladie se manifeste aussi dans la tige par une coloration jaune des faisceaux fibro-vasculaires, se détachant nettement du parenchyme blanc qui les entoure. Cette couleur tourne vite à l'orangé plus ou moins intense, se répand tout autour sur le parenchyme et passe, finalement, au rouge brun, nuance qui paraît caractériser particulièrement cette affection.

Dans beaucoup de cas le collet lui-même n'est pas respecté, et ses tissus sont désorganisés.

Enfin les racines aussi ne sont pas toujours exemptes de cette coloration, qui se manifeste par la couleur rouge caractéristique, d'abord sur les racines inférieures et plus profondes, pour ne laisser à la fin que les racines superficielles comme soutien de la plante. Celle-ci, conséquemment, cède au moindre effort.

Caractères microscopiques. — Si on soumet maintenant les parties attaquées à l'examen microscopique, on constate que les parois des cellules ne sont pas altérées, ou qu'elles présentent, tout au plus, une légère coloration rouge. Le contenu protoplasmique, au contraire, se contracte, comme s'il avait été traité avec de l'alcool ; il se sépare des parois cellulosiques et perd sa consistance plastique ; les grains de chlorophylle se décolorent et se brisent en petits morceaux ; toute la masse se contracte et prend, selon les cas, l'aspect coriace d'un noyau au milieu de la cellule, ou bien elle se divise en petits morceaux qui nagent dans un liquide coloré en rouge. Les grains d'amidon, qui ordinairement dans ce dernier cas se décomposent, peuvent aussi persister dans les cellules, et, par leur petitesse, leur forme lenticulaire et leurs mouvements oscillatoires se confondre avec les microbes. On peut les reconnaître facilement au moyen de l'iode. Enfin, le parasite continuant toujours son action destructive, la masse protoplasmique finit par se présenter sous un aspect laiteux qui rappelle celui de l'émulsion de certaines substances huileuses.

ÉTUDE BACTÉRIOLOGIQUE DU MICROBE. — La cause de la maladie du sorgho à sucre, dont nous venons de donner les caractères, est due, d'après MM. Burill et Kellerman, au Schizomycète que l'on constate dans les organes atteints, au moyen d'un fort grossissement microscopique. La preuve nous est fournie par les expériences de M. Burill, qui, par des inoculations artificielles, est arrivé à reproduire six fois sur neuf le parasite, et avec lui la maladie, sur des plantes saines et vigoureuses.

L'organisme en question, comme tous les Bactériens en général, est d'une simplicité extrême. Son corps, infiniment petit, est constitué d'une substance protoplasmique enveloppée par une membrane cellulosique excessivement mince, qui se présente au microscope sous l'aspect d'une ligne de démarcation (fig. 1 B). C'est là l'expression la plus simple de la cellule végétale. Ces cellules s'offrent sous la forme de courts bâtonnets mesurant à peine 1 1/3 à 4 μ[1] de longueur sur 1/2 à 1 1/4 μ de largeur. Elles pullulent en grand nombre dans les organes attaqués et se reproduisent avec une rapidité surprenante.

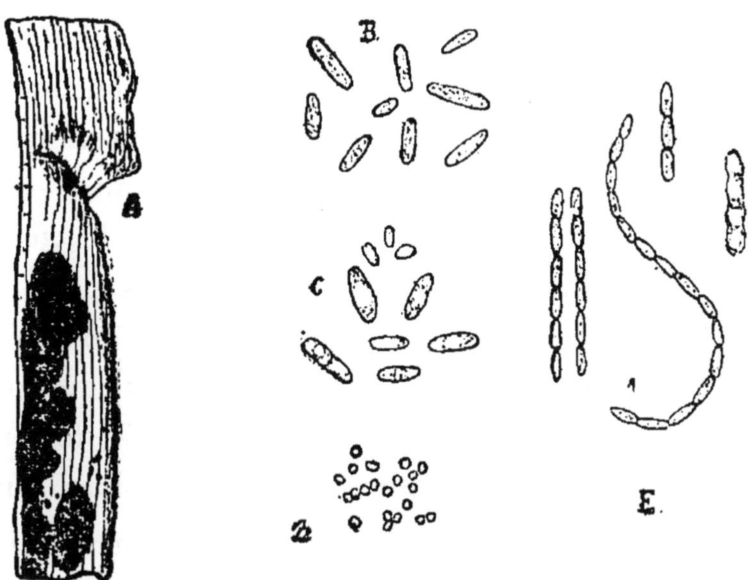

Fig. 1. — A. Face interne d'une gaîne de sorgho sucré tachée de la maladie (D'après une chromolithographie.) — *Bacillus sorghi*. B. Bâtonnets de différentes dimensions. — C. Cellules sporifères et spores. — D. Forme micrococque. — E. Développement de la bactérie en cultures artificielles. (D'après Kellerman.)

Leur reproduction a lieu généralement par *scissiparité :* chaque individu se sectionne transversalement en deux individus nouveaux qui se séparent, le plus souvent, complètement l'un de l'autre, mais qui peuvent aussi rester en

1. μ = millième de millimètre.

rapport entre eux, par exemple dans le cas de culture en verre, et, par des segmentations successives, arriver à figurer une sorte de chaînette (fig. 1 E).

La scissiparité, si elle est le mode le plus fréquent de la reproduction de cette espèce, n'est pas le seul. Celle-ci en possède aussi un autre, celui de la formation des *spores,* qui naissent dans l'intérieur des cellules. Les cellules destinées à donner naissance aux spores se reconnaissent de prime abord à ce qu'elles deviennent plus grosses que les autres. Pour suivre cependant le développement de ces spores, il faut recourir aux réactifs; le *vert* et le *violet* de méthyle paraissent être les mieux indiqués pour cette espèce. En colorant, en effet, ces bâtonnets, on peut observer, toujours par de forts grossissements, que parmi ceux grossis, il en est dont les deux extrémités, fortement colorées, laissent voir au milieu une zone incolore, qui est occupée par la jeune spore (fig. 1 C). Celle-ci se développe aux dépens de la cellule mère, laquelle finit par se réduire à la membrane et à deux petits points, qui occupent ses extrémités. La membrane enfin se dissout, et la spore devient libre.

Les spores sont ovales ou oblongues (fig. 1 C), elles possèdent une membrane cellulaire épaisse, et mesurent 1 μ à 1 μ 7 de longueur sur 0 μ à 0 μ 9 de largeur. D'après M. Burill elles restent incolores même sous l'action combinée du rouge d'aniline et de l'acide carbonique. Leur développement en cellules n'a pas encore été observé.

La forme en bâtonnets est la plus fréquente dans cette espèce, elle est aussi celle qui a déterminé M. Burill à la classer dans le genre *Bacillus*. Dans quelques cultures artificielles on a cependant obtenu même la forme de *microcoque* (fig. 1 D).

Le *B. sorghi* se cultive difficilement dans le bouillon de viande; sa culture, au contraire, est facile sur la pomme de terre, où ses colonies forment une couche mince, non visqueuse, d'un bleu perle; sur l'agar-agar la végétation est moins certaine de réussir, mais les caractères généraux y sont les mêmes que sur les pommes de terre.

Effets de la maladie. — Le *B. sorghi* puise sa nourriture dans les cellules épidermiques et parenchymateuses en modifiant singulièrement et en brunissant leur contenu. Sous son influence persistante, les altérations des cellules s'étendent de façon à former des taches que nous avons déjà décrites. En attaquant les parties vertes, il détruit la chlorophylle, entrave par conséquent le fonctionnement normal des surfaces de respiration et de transpiration, et rend plus courte l'existence de la plante. Dans les cas légers, cependant, cette dernière atteint ses dimensions normales, et, à part une décoloration, présente son aspect ordinaire. Mais c'est dans les racines que le parasite détermine ses plus graves effets. En attaquant les radicelles il s'oppose à la nourriture parfaite de la plante, et amène le jaunissement de ses organes aériens. Enfin, le microbe, continuant toujours son action destructive, entraîne le dépérissement complet de ces organes.

Moyens de défense. — La maladie du sorgho à sucre, qui, particulièrement favorisée par les printemps humides et nuageux, peut revêtir, dans beaucoup de cas, un caractère de gravité considérable, paraît être bien limitée dans ses attaques. Elle demande à être mieux étudiée. Les rapports intimes, en effet, entre le parasite et son hôte nous échappent en grande partie. Par la connaissance de ces rapports, et spécialement du mode d'envahissement du parasite, on arriverait peut-être à indiquer des moyens efficaces pour le combattre.

En tout cas, outre sa nature contagieuse, le *B. sorghi*, d'après les observations de M. Burill, possède la faculté de vivre sur de vieilles tiges fauchées depuis une année. On comprend combien il est indispensable de déchausser ce qui reste de chaume après la moisson, et d'y mettre le feu. On pourrait ainsi, sinon éviter, du moins diminuer les chances de maladie pour l'année suivante. Enfin, on ne saurait trop conseiller une rotation régulière des cultures dans les champs où le parasite ferait son apparition.

Nous donnons sous forme d'appendice les observations de M. Prillieux sur la coloration et le mode d'altération de grains de blé rose dues à la pénétration de *micrococcus* dans les grains.

II. — EUMYCÈTES

Le grand groupe des Eumycètes embrasse tous les ordres de champignons proprement dits. Ici nous parlerons de ceux qui nous intéressent spécialement, en commençant par les plus simples :

A. OOMYCÈTES

Le principal caractère des Oomycètes, celui qui en même temps les distingue des autres champignons, est la propriété qu'ils ont de former des *œufs*, c'est-à-dire des organes de reproduction, qui dérivent, comme nous le verrons, de la suite d'une fécondation sexuelle.

Ils emploient dans ce but les moyens les plus variés, depuis l'isogamie la plus complète jusqu'à l'hétérogamie la plus accusée, et c'est ce qui fait de leur étude un des chapitres les plus instructifs et les plus attachants non seulement de la Botanique, mais de la Biologie tout entière.

En outre, leur mycélium, qui prend d'ailleurs les formes les plus diverses, diffère de celui de tous les autres champignons, parce qu'il n'est pas cloisonné en cellules. Au commencement de sa fonction il est quelquefois dépourvu de membrane et doué de mouvements amiboïdes (Chytridiacées), ce qui le fait ressembler à un Myxomycète.

Cet ordre comprend un certain nombre de familles, dont celles des *Saprolégniées* et des *Peronosporacées* sont les principales.

A. — Saprolégniées

La famille des *Saprolégniées* présente beaucoup d'affinités avec celle des *Peronosporées :* « Les différences entre « ces deux familles, dit M. Van Tieghem, sont principa- « lement des caractères d'adaptation. » Mais tandis que la seconde intéresse l'agriculteur par plusieurs de ses espèces, qui causent les plus grands torts à un grand nombre de plantes cultivées, la première[1] ne présenterait aucun intérêt pour lui, si elle ne contenait pas le genre Pythium.

1. La famille des *Saprolégniées* intéresse, dans quelques cas spéciaux, le pisciculteur. Quelques-uns de ses représentants, en effet, attaquent quelques poissons, ainsi que d'autres animaux aquatiques (salamandres, grenouilles, etc.). C'est ainsi que les épidémies prédominantes parmi les saumons, dans les fleuves de l'Angleterre et de l'Écosse, se caractérisent spécialement par la présence de quelques saprolégniées. D'après les études de M. Huxley, ces champignons pénètrent dans l'intérieur de l'épiderme des poissons par les parties de leur corps qui sont dépourvues d'écailles, et ils y provoquent des affections locales ou générales, suivies de graves désordres de l'organisme. Les expériences de M. de Bary semblent cependant mettre en doute cette façon de voir, qui demande encore à être mieux étudiée.

Genre Pythium

Pringsh. *Jahrb.* Bd. I. p. 288.

Les différentes espèces, peu nombreuses, de ce genre, ne vivent pas seulement dans l'eau, les liquides chargés de substances organiques, dans l'intérieur des prothalles de quelques fougères, ou sur les corps végétaux ou animaux en décomposition : bois, insectes, poissons, etc., mais encore elles attaquent la tige des jeunes plantules et d'autres parties des phanérogames cultivées et y provoquent des maladies assez graves.

Le *mycélium* de ces champignons est formé d'une cellule rameuse avec de nombreux petits noyaux plongeant çà et là des branches absorbantes dans le milieu nutritif. Ses filaments sont cylindriques et plus tard se cloisonnent à des espaces inégaux.

En conformité avec la vie, généralement aquatique, la multiplication s'opère, comme nous allons le voir, non pas seulement par des spores immobiles, exogènes, mais encore aussi par des *Zoospores,* qui sont de petites spores pourvues pendant quelques temps après leur formation d'appendices filiformes ou *cils,* au moyen desquels ils peuvent nager dans le liquide, sous l'aspect d'un animal microscopique. C'est de cet aspect qu'elles tirent leur nom (ζῶον = animal, σπόρος = germe).

PYTHIUM DE BARYANUM

Hesse. Pythium de Baryanum, Halle. 1874.

Synonymie. 1874. — *Pythium Equiseti.* Sadeb. Sitzungsb. d. Bot. Vereins der Prov. Branb. p. 166.
1874. — *Lucidium Pythioides.* Lohde. Ueber ein paras. Pilze. p. 203.

Ce champignon produit des dommages importants à toute une série de plantes cultivées de différentes familles, dommages qui passent cependant inaperçus à l'œil non exercé de la plupart des cultivateurs. En effet, il attaque généralement les jeunes plantules à peine germées, en leur imprimant une couleur foncée, qui se détache faiblement du fond brun du sol, et échappe ainsi facilement à l'observation. L'agriculteur ne s'en rend compte que plus tard, quand l'accroissement des plantes saines relève d'une façon évidente les vides, plus ou moins nombreux, causés par l'invasion du champignon.

Ce champignon a été observé en Allemagne[1] sur le maïs et le millet. Nous devons à Hesse[2] et à de Bary[3] les études les plus précises relativement à ce phénomène morbide.

Caractères extérieurs de la maladie. — En observant attentivement les jeunes plantules attaquées, quand elles

1. Hesse, *Pythium de Baryanum*. Halle, 1874.
2. De Bary, *Botan. Zeit.* 1881, p. 521 et suivantes.
3. P. Saccardo, *Sylloge fungorum,* vol. VII.

mesurent 2 à 3 centimètres, dans un champ, récemment semé, infecté de cette maladie, on constate que la plupart d'entre elles sont desséchées et courbées sous les cotylédones vers le sol. En procédant à une observation plus minutieuse, au moyen d'une forte loupe, on aperçoit des excavations ou sillons longitudinaux dans l'intérieur de l'*axe hypocotylé*[1]. Ces sillons parcourent l'axe de la plantule en suivant la direction d'une spirale, et ils contituent le meilleur symptôme de la maladie. Le mal cependant ne se limite pas là ; le mycélium du champignon continuant toujours son chemin, dissout les grains chlorophylliens de l'axe hypocotylé, détruit les tissus sous-épidermiques et fait rabougrir la plante, qui prend une teinte brune et ne tarde pas à mourir.

Étude botanique du champignon. — Tous ces dégâts sont produits, comme il a été prouvé par l'inoculation artificielle ou naturelle du parasite, par le mycélium filamenteux, ramifié et incolore du Pythium, qu'on peut voir sous le microscope, au moyen d'un grossissement assez fort, dans des sections faites sur les parties attaquées de la plantule. Ce mycélium, qui peut pénétrer de différentes façons, comme nous allons voir, s'étend sur tous les tissus de la jeune plante, et ne respecte que ses éléments ligneux.

1. Thilo Irmisch a nommé *axe hypocotylé* le premier et le seul entre-nœud de la jeune plantule, qui se termine au niveau des cotylédones.

Cependant, c'est surtout dans le parenchyme cortical de l'axe hypocotylé qu'il prend sa plus grande extension. Là il donne naissance à des branches verticales, qui se développent en longueur et se ramifient abondamment (voy. fig. 2). A l'extrémité de ces jeunes rameaux, ainsi qu'au long de l'axe des branches principales, certaines parties du mycélium se renflent en petits corps (fig. 2. — A f, f, g), qui, grossissant de plus en plus, deviennent sphériques à l'extrémité des rameaux et se séparent de la branche qui les porte par une cloison basale (x, x).

Pendant, ou tout de suite après la formation des cellules terminales sphériques (fig. 2. — A — f, f), les gonflements qui se forment au long des grosses ramifications végétatives, se développent en formant, pour ainsi dire, des *gemmes* (fig. 2. — A — g) ellipsoïdes, capables de reproduire le champignon après la mort de la partie mycélienne qui leur fait suite.

Les organes (gonflements) terminaux, ainsi que ceux intermycéliens sont destinés à reproduire le mycrophyte de plusieurs façons différentes, comme nous allons le voir :

1° *Par des Zoospores*. La formation des *Zoospores* est en conformité avec la vie de la plupart des espèces de la famille des *Saprolégniées*. Elle a lieu de la façon suivante :

La plupart des cellules sphériques terminales, au lieu de se détacher, restent au contraire sur place et forment un appendice de forme obtuse (fig. 2. A a) ; cet appendice, d'abord minime, se met à se développer peu à peu et finit par former une vessie, dont la membrane extérieure fait suite à celle de la cellule qui lui a donné naissance (fig. 2, A z). Tout le protoplasme de cette dernière émigre dans la nouvelle vessie[1] et se partage en un grand nombre de portions polyédriques, ordinairement 9, chacune desquelles

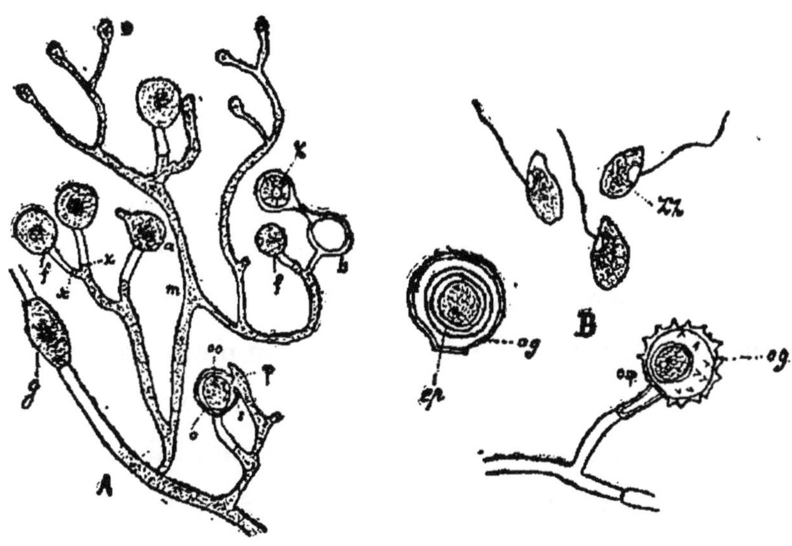

FIG. 2. — *Pythium de Baryanum.* Hesse. — A. mycélium ramifié portant les différents organes reproducteurs, *m.* mycélium, *a.* zoosporange en formation, *z.* zoosporange qui a pris naissance de la vessie *b.*, *s.* point de pénétration du pollinide *p* dans l'oogone *o*, — *f*, *f*, conidies, — *x*, *x*, cloisons, — *g.* gemme intermycélienne. — B. Organes de reproduction. — *zz.* zoospores. — *og.* oogone, *osp.* oosphère (avant la fécondation). — *og.* œuf, *ep.* son contenu protoplasmique (d'après Sorauer).

contient un noyau. Ces portions protoplasmiques bientôt se séparent complètement entre elles, s'arrondissent, pren-

1. La vessie qui contient les zoospores forme en réalité une sporange typique ou *zoosporange.* (Voy. *Généralités sur les Ascomycètes.*)

nent une forme presque ovale, s'échappent par un orifice terminal de la vessie, et, si elles trouvent une goutte d'eau, se meuvent dans le liquide à l'aide d'un cil filamenteux, un peu courbé, fixé au pourtour extérieur d'une minime aréole vide (fig. 2. B. zz). Ce sont là les *Zoospores*, dont nous avons parlé plus haut. Un quart d'heure après leur formation, ces Zoospores s'arrêtent dans leur mouvement, prennent une forme sphérique et s'entourent d'une membrane de cellulose. Tout cela se passe avec une extrême rapidité : une demi-heure à peu près suffit au protoplasme de la cellule primitive pour émigrer dans la vessie, se segmenter et se transformer en zoospores.

Ces dernières, une fois entourées d'une membrane cellulosique, germent et donnent naissance à un tube mycélien, lequel, à peine en contact avec les jeunes plantules du maïs ou du millet, s'introduit dans les tissus et reproduit le champignon.

On comprend facilement que les conditions de la présence d'eau et du contact avec la plante hospitalière ne se réalisent pas toujours et que, par conséquent, beaucoup de ces spores, très délicates du reste, n'arrivent pas à germer ou à pénétrer dans leur hôte ; cependant, en dépit de cela, leur nombre est tellement considérable qu'il assure toujours leur propagation pendant l'été.

2° *Par des oospores ou œufs*. Après s'être multiplié pendant un certain temps par des Zoospores, vers la fin de la végétation, quand le milieu nutritif commence à s'épuiser, le mycélium produit des *œufs*, dont la formation a lieu de la même façon que pour les *Peronosporées*.

De la partie basale de la même branche qui porte le gonflement sphérique, ou bien d'une autre branche voisine, émane un rameau cylindrique, lequel, après s'être allongé, épaissit son extrémité obtuse et se sépare du reste de filament par une cloison (fig. 2. A p). Cette partie du rameau gonflée et distincte représente l'élément mâle ou *pollinide*, tandis que la cellule terminale sphérique (fig. 2. A o) sert d'élément femelle ou *oogone*[1]. Le rameau portant l'élément mâle se recourbe vers l'oogone et vient y appliquer le pollinide ; celui-ci, après une demi-heure d'étroit contact avec la cellule femelle, émet un fin ramuscule qui perce la membrane de l'oogone. Dans l'intérieur de ce dernier, on distingue une partie sphérique, qui est séparée de la membrane par une zone de liquide aqueux, et à laquelle a été donné le nom d'*oosphère* (fig. 2. A oo — B osp.). L'appendice du pollinide, continuant toujours son chemin, traverse la partie liquide d'oogone, rencontre l'oosphère et s'y soude ; c'est alors que, par un orifice qui se forme en ce

1. Pour M. Brefeld, les *pollinides* et les *oogones* sont des *sporanges* modifiées, devenues sexuelles. Le savant cryptogamiste appuie sa manière de voir, qu'il étend aussi sur les branches conjuguées des *Zygomycètes*, sur le fait que les *oogones* produisent souvent plusieurs *oosphères endogènes* et les *pollinides* et *anthéridies* se remplissent quelquefois d'*antherozoïdes*.

moment à son sommet, il vide dans l'oosphère une partie de son protoplasme.

De la fusion de deux protoplasmes résulte l'*œuf,* qui s'entoure aussitôt d'une membrane de cellulose. Celle-ci s'épaissit progressivement et se montre bientôt formée de plusieurs couches ; en même temps que le pétiole d'oogone ainsi que celui de pollinide se détruisent (fig. 2. B. ep), Ces œufs, ou *oospores,* qui sont lisses et sphériques, mesurent 25 à 30 μ de diamètre et conservent même après un long temps de repos leur faculté germinative.

3° *Par parthenogenèse*[1]. Nous avons vu plus haut une différenciation sexuelle marquée pour la formation des œufs. Dans beaucoup de cas, cependant, un avortement progressif et enfin une suppression complète affecte les rameaux mâles ou *pollinides.*

Les cellules sphériques qui, dans le premier cas, n'étaient que des oogones, mûrissent d'elles-mêmes ; sans se différencier en plusieurs couches, elles s'enveloppent d'une membrane de cellulose et deviennent des spores (fig. 2. A ff). Hesse, le premier, étudia ces spores et leur donna le nom de *conidies.* Ces conidies, ainsi que les œufs, semblent être destinées à assurer la conservation du parasite non seulement pendant l'hiver, mais même pendant des périodes plus longues, si les conditions extérieures sont défavorables à leur développement ; cependant, dès que les conditions

1. Van Tieghem, *Traité de Botanique*, p. 1091.

du milieu s'améliorent, ils germent et reproduisent directement le microphyte.

4° *Par des gemmes ou bourgeons* (fig. 2. A g). Enfin les *gemmes* ou bourgeons intermycéliens, dont la nature morphologique offre, peut-être, quelques points d'analogie avec les conidies, ne sont qu'un autre procédé de multiplication ou de conservation de cette espèce. Ils ne deviennent libres qu'après la destruction du mycélium, mais ils conservent, eux aussi, pendant longtemps la faculté germinative.

Comme si cette riche formation d'organes reproducteurs n'était pas suffisante, le mycélium lui-même peut infecter directement les plantes saines. En effet, si l'humidité est grande, les branches mycéliennes s'allongent et apparaissent dehors de la plante attaquée ; si elles rencontrent une plantule voisine, elles s'appuient sur elle et se développent dans son intérieur, après avoir perforé les parois de ses cellules épidermiques.

On comprend que, grâce à cette multitude de procédés de multiplication, le champignon peut exercer dans certaines circonstances des ravages d'une extrême gravité.

CONDITIONS DE DÉVELOPPEMENT DE LA MALADIE. — Le développement du *Pythium* en question a été étudié d'une façon remarquable par Hesse[1].

D'après cet auteur, l'influence désastreuse de ce champi-

1. Hesse, *loc. cit.*

gnon augmente et son développement est favorisé, s'il trouve, en même temps qu'une chaleur et une humidité suffisantes, de nouveaux milieux nourriciers, tels, par exemple, que les *jeunes* tissus des plantes qu'il attaque. Lui-même a observé, en effet, que, si le parasite désorganise entièrement les jeunes plantules, il reste presque sans action, surtout si les conditions atmosphériques ne lui sont pas très favorables, sur des plantes d'un âge un peu plus avancé (par exemple quand l'axe hypocotylé a atteint son complet développement) ; enfin sur des plantes plus vieilles, quand même les conditions du milieu extérieur seraient favorables, il ne forme que de petits bourrelets peu marqués, d'une forme ovale ou longitudinale et d'une couleur brune, sur l'épiderme de la racine ou de l'axe hypocotylé ; ces bourrelets, du reste, n'ont aucune action sur la vie de la plante.

Ce même champignon, qui n'a été signalé jusqu'aujourd'hui qu'en Allemagne, peut aussi atteindre son complet développement sur des substances végétales en décomposition et sur des corps des animaux morts (poissons), aussi bien que dans les tissus vivants de différentes plantes. Il en résulte que ce champignon est également saprophyte et parasite.

Il s'ensuit que le *Pythium de Baryanum* (Hesse) n'est qu'un parasite *facultatif;* mais, cependant, la seule cause déterminante de ce qu'on pourrait, peut-être, appeler : « *Le mal brun des plantules du maïs et du millet* », si on prenait en considération l'aspect extérieur de la maladie que nous venons de décrire.

Moyens de défense. — Le *Pythium de Baryanum* ne limite pas aux jeunes plantules du *maïs* et du *millet* son action destructrice ; selon Hesse l'*Equisetum arvense,* la *Camellina sativa,* la *Capsella Bursa Pastoris* et le *Lepidium satirum* parmi les plantes envahissantes, le *Trifolium repens* et la *Spergula arvensis* parmi les plantes cultivées, succombent sous ses attaques plus facilement encore que les deux céréales susmentionnées.

Il restait cependant à savoir si les plantes désignées par Hesse étaient les seules à souffrir, ce qui ne paraissait pas tout à fait exact. De Bary[1], en effet, a démontré plus tard que la *pomme de terre* n'est pas exempte de cette maladie, et, comme cela a été vérifié, c'est sur elle que le champignon peut déterminer des altérations très semblables à celles de la *Phytopthora infestans* (maladie des pommes de terre) qui ne sont pas dépourvues de gravité. Enfin le dernier auteur signale quelques *Amaranthus* comme milieu favorable au développement de ce parasite.

Or, si l'on prend en considération, d'une part, le grand nombre de plantes que ce parasite attaque et, de l'autre, la faculté dont il jouit de vivre en saphrophyte sur les matières organiques en décomposition, on est porté à penser

1. De Bary, *Botanische Zeitung, loc. cit.*

que, dans les localités envahies par lui, ce champignon constitue pour l'agriculteur un ennemi répandu partout et n'attendant que les conditions favorables à son développement pour étendre rapidement ses ravages.

Contre cet organisme, tout moyen de destruction se montrerait impuissant ; il a fallu songer aux procédés de culture contraires à son extension. Aussi le moyen de défense le plus rationnel serait-il de ne pas cultiver, pendant deux ou trois ans, sur un champ infecté les espèces attaquées, pour donner aux *conidies* et aux *œufs,* qui restent sur le terrain et qui conservent pendant plus d'un an leur faculté germinative, le temps de périr, faute d'aliments.

Parmi les plantes que les expériences ont montrées réfractaires aux attaques du champignon, et qu'on pourrait fai succéder sans crainte aux cultures du maïs et du millet attaqués, nous citerons le blé, l'orge, l'avoine, le foin, le sainfoin et le lin.

En tout cas, on prendra soin d'espacer autant que possible les semences, pour éviter la lutte entre les jeunes plantules et donner plus d'air et de soleil à ces dernières, qui alors se développent plus vigoureusement et ont bien plus de chances d'échapper aux attaques de ce parasite.

B. USTILAGINÉES

L'ordre des Ustilaginées comprend une seule famille du

même nom, peu variée de formes. A cette famille appartiennent toutes les espèces qui, en se développant aux dépens de nos céréales, causent les maladies, bien connues des agriculteurs, le *charbon* et la *carie*.

Historique. — Depuis les temps les plus reculés, les auteurs de différents traités sur les plantes ou sur l'agriculture ont été particulièrement attentifs aux maladies du *Blé* produits par les Ustilaginées. Ils en ont recherché les causes, laissant la question dans la même obscurité. L'explication exacte de ces phénomènes, comme de la plupart de ceux dont il sera question ici, était réservée aux mycologues de notre siècle.

Théophraste et Pline, parmi les auteurs anciens, le botaniste Bauhin[1], parmi ceux du XVIIe siècle, attribuaient le changement des grains en une poussière *noirâtre* et *fuligineuse* à l'action du soleil, dont les rayons brûlants tombent par intervalles sur l'épi qu'une pluie abondante a pénétré. M. Wolf[2] expliquait le *charbon* par une sorte de monstruosité, une conformation vicieuse du grain. Ses observations l'ont porté à croire que le suc nourricier se corrompt en parcourant les vaisseaux des grains niellés ; parce que ces vaisseaux, étant d'une forme contre nature,

1. Jean Bauhin, *Histoire des plantes*, tome II.
2. Wolf, *Vera causa multiplicationis Frumenti admirandæ* in Acta lipsiensia, 1718.

arrêtent en eux le cours de la sève et deviennent par là une cause de corruption (!). D'autres auteurs ont complètement confondu sous un nom général toutes les maladies auxquelles les blés sont sujets. Il faut arriver à Duhamel pour trouver une distinction soignée de plusieurs accidents auxquels le froment est exposé. L'illustre agronome, dans son *Traité de la culture des terres,* ne distingue pas seulement les *Blés rouillés* des *Blés échaudés* et *écoulés,* mais aussi les *Blés cariés,* les *blés charbonnés.*

L'académicien Tillet[1] insiste beaucoup, lui aussi, sur la distinction à faire entre la carie et le charbon. Ce même auteur, par une série d'ingénieuses expériences, a pu prouver, dès 1752, qu'en infectant le grain le plus pur et le mieux choisi, avec la poussière de la carie, on fait naître une grande quantité d'« épis corrompus ». Tillet a aussi entrevu la malignité des épis charbonnés, et a certainement fait un pas en avant en considérant dans ses conclusions (p. 105) « que la maladie du Noir était contagieuse et « qu'un virus résidait dans la poussière des grains cariés ».

Tessier[2], qui à la fin du siècle dernier a publié le résultat de ses observations sur les maladies du blé, considérait le charbon et la carie, « plutôt comme une dégéné- « rescence du froment que comme un corps *étranger* qui

1. Tillet, *Dissertation sur la cause qui corrompt et noircit les grains de blé dans les épis.* Bordeaux, 1755.

2. Tessier, *Traité des maladies des grains,* p. 224. Paris.

« se serait formé et aurait crû aux dépens de sucs destinés « à la graine ».

Le charbon enfin était une sorte de Lycoperdon aux yeux de Bernard de Jussieu et d'Adanson ; Linné se range à cette dernière opinion, et classe l'*Ustilago* parmi les champignons pulvérulents, en le détachant du règne animal où il l'avait d'abord placé.

Mais, si Tillet a entrevu dans la poussière noire un germe de contagion, si Prevost a reconnu en elle une substance de nature végétale, c'est aux frères Tulasne que revient l'honneur d'avoir élucidé leur nature, d'une façon rigoureusement scientifique[1].

GÉNÉRALITÉS SUR LES USTILAGINÉES. — Les Ustilaginées apparaissent à l'œil nu comme de petites masses pulvérulentes brunes ou noires ; ces masses sont uniquement composées de spores, seuls restes du champignon à l'état de maturité. Cette poussière noirâtre envahit généralement les parties florales et plus rarement les feuilles et les tiges, où elle forme des excroissances bizarres et quelquefois monstrueuses (Ustilago Maydis).

Les Ustilaginées forment une famille très naturelle dans son ensemble, et sont très simples dans leur organisation. Elles sont constituées d'une partie végétative ou *mycélyum* formé de filaments très visibles, souvent limités par

1. L. et Ch. Tulasne, *Les Ustilaginées* in *Annales des sciences naturelles*, 3e série. Botanique, tome VII, 1847.

un double contour, ramifiés, et à contenu limpide ou mousseux et capables de former des *spores,* ou organes fructifères, destinées à perpétuer l'espèce. La poussière noire qui se forme sur tous les organes malades des plantes attaquées par le charbon et la carie, est constituée d'un grand nombre de ces spores infiniment petites, mais visibles au moyen de forts grossissements microscopiques. Ces spores sont formées de cellules isolées et plus ou moins sphériques, quelquefois réunies en groupes de forme irrégulière (Urocystis). Elles possèdent une enveloppe externe ou *exospore,* d'une épaisseur relativement considérable et d'une couleur généralement foncée, d'où leur aspect noirâtre, et un contenu protoplasmique homogène et riche en gouttes d'huile.

Les spores de toutes les Ustilaginées possèdent la faculté de germer sous l'action combinée de l'humidité et de la chaleur ; quelques-unes mêmes d'entre elles, trouvant une humidité suffisante et une température de 8° c., germent avant leur maturité complète ; d'autres, et à vrai dire la plus grande partie, à peine mûres ne subissent aucune mutation, même étant submergées dans l'eau, et ne germent qu'au moment du développement de leur hôte. Ce sont là des processus liés sans doute aux phénomènes d'hibernation, que M. Wolf[1] a mis en évidence pour les spores d'*Ustilago Holostei,* champignon qui se développe

1. Wolf, *loco citato.*

aux dépens du *Holosteum umbellatum,* ou l'Holostée en ombelle, de la famille des *Caryophillées.* Ce parasite fructifie au moment de la floraison de l'Holostée, c'est-à-dire vers la moitié d'avril, dans l'ovaire démesurément grossi de cette plante ; mais ses spores, à reliefs élégants et d'une couleur rouge foncée, germent, en très petit nombre, à peine mûres ; ce n'est qu'en septembre ou octobre, quand les semences du *Holosteum* commencent à donner naissance à de jeunes plantes, que les spores de l'*Ust. Holostei* forment leur promycélium dans l'espace de deux à quatre jours, toutes les fois qu'elles se trouvent en présence de l'eau, ou tout simplement d'une atmosphère humide.

En tout cas, il est bon de signaler ici que grâce aux travaux de M. Brefeld, on peut remédier à cette difficulté par des liquides nutritifs déterminés, et faire germer les spores des Ustilaginées à volonté, au moyen de ces solutions spéciales.

Mais avant de passer à la germination des spores, quelques mots d'explication sont nécessaires.

Nous avons déjà vu que les champignons, au point de vue de leur biologie générale, se divisent en *saprophytes* et en *parasites.* Or, tandis que depuis longtemps on avait réussi à cultiver les saprophytes dans des liquides nourriciers artificiels (jus de fruits, décoctions de fumier, etc.) qui imitaient, pour ainsi dire, les corps organiques morts sur lesquels ces champignons vivent ; et qu'on avait réalisé l'avantage de mieux suivre leur évolution dans ces milieux transparents, qu'il n'était possible de le faire dans le fumier, par exemple, ou dans l'humus, on croyait cette méthode de culture inapplicable pour les parasites vrais, et leur développement ne semblait réalisable que si ce substratum se trouvait à l'état vivant. Le Dr Brefeld fut le premier à constater l'aptitude des champignons parasites à se développer dans des liquides nourriciers artificiels, comme il arrive pour les saprophytes. L'éminent myocologue obtenait en 1877 dans des solutions nutritives le développement du *Rhipomorpha* et de l'*Agaricus nelleus*, parasite de nos plus grands arbres, une des causes du pourridié de la vigne ; en 1881, il obtenait dans les mêmes conditions le développement complet des *Peziza tuberosa* et *sclerotium,* parasites de plusieurs végétaux ; en 1883 [1], il observait par des cultures du même genre des faits tout nouveaux et très remarquables dans le développement des Ustilaginées, dont on nous permettra de résumer dans quelques lignes les principaux points.

Lorsqu'on sème les spores des Ustilaginées non dans l'eau, mais dans des solutions nutritives artificielles, elles présentent un développement tout à fait remarquable et abondant qui avait jusque-là échappé aux observateurs. Tant qu'on sème les spores dans l'eau, elles ne germent pas

1. Brefeld, *Botanische Untersuchungen uber Schimmelpilze*. Berlin, 1883, 5e livraison.

ou fort mal : dans les cas les plus heureux, leur contenu perce l'enveloppe extérieure et pousse un tube court et cylindrique, formé de quelques cellules et nommé *promycélium* (fig. 3 A.). Les cellules de ce promycélium, s'arrêtant dans leur développement, donnent naissance par bourgeonnement à un petit nombre de spores secondaires, dont la forme varie selon les genres, et que les botanistes appellent *sporidies* ou *conidies* (fig. 3 A. s.). Ces derniers émettent à leur tour un filament-germe (fig. 3. B.) qui pénètre dans la plante nourricière, si elle est à leur portée, — et sinon meurent en peu d'heures, — et sont ainsi destinés à assurer directement la pénétration du parasite dans les jeunes plantes.

Au contraire, lorsqu'on sème ces spores dans des solutions nutritives, il se passe un phénomène qui rappelle de près le résultat des *cultures successives* de quelques microbes parasites de l'homme et des animaux. Parmi ces derniers parasites, la bactérie de la pneumonie (*pneumocoque* de Talamon-Fränkel), par exemple, de même que celle de la tuberculose, ainsi que le microbe de la septicémie des animaux sauvages (*Wildseuche* des Allemands), pour ne dire que les principaux, peuvent être cultivés hors de l'organisme dans différents liquides, ainsi que les spores des Ustilaginées. Ces microbes se développent facilement dans des milieux nutritifs tels que la gélatine additionnée d'agar agar, la gélatine glycerinée (pour la bactéridie de la tuberculose), la gélatine peptonisée, etc. Une minime quantité de ces infiniment petits semée, au moyen d'un fil de platine, au sein d'une des substances que nous venons de mentionner, s'y développe vite et avec beaucoup de vigueur. Si, peu de jours après l'ensemencement, on prélève une trace de ce premier développement pour la transporter dans un milieu frais, on obtient une seconde culture dont on peut semer une trace dans un troisième milieu, et ainsi de suite. On constate alors ce fait bien extraordinaire : que sous l'influence des *cultures successives* continuées pendant plusieurs mois, la virulence de ces organismes pathogènes arrive à un degré de nullité. Les cultures, en d'autres termes, offrent le spectacle des microbes indéfiniment cultivables, mais susceptibles, pour ainsi dire, de *domestication,* devenant *incapables* de vivre dans les corps des animaux, après un grand nombre de générations.

Revenons maintenant au charbon des céréales. M. Brefeld démontrait dès 1883 que lorsqu'on sème les spores des Ustilaginées dans des liquides nourriciers, elles germent avec une grande facilité. Les sporidies se forment en grande abondance et, une fois formées, produisent par bourgeonnement, avec une très grande rapidité, de nouvelles sporidies entièrement semblables aux premières. La multiplication de ces dernières est continue : les générations, toujours semblables entre elles, se succèdent rapidement et régulièrement jusqu'à ce que la solution nutritive soit épuisée. Cette multiplication des sporidies est tellement abondante que celles-ci forment au fond des vases un dépôt de plusieurs millimètres d'épaisseur. M. Brefeld a fait des semis réitérés et continus de ces conidies, pendant un grand nombre de générations, sans voir ces organes varier d'une manière notable. Il a cependant constaté que, tandis que les sporidies des premières générations placées dans l'eau pure germent facilement en émettant un filament qui pénètre dans la plante nourricière, après six et douze mois de cultures successives, c'est-à-dire mille à quinze cents générations, placées dans l'eau pure, elles n'émettent plus de filament-germe et sont incapables d'opérer l'infection de la plante qu'on leur présente.

Ces phénomènes d'innocuité, résultat des cultures successives, pourraient avoir, ce nous semble, une cause identique pour les microbes et les sporidies des Ustilaginées. M. Flügge, en effet, expliquait le phénomène d'atténuation des premiers, comme une *adaptation au milieu*. Les microbes pathogènes, cultivés longtemps au dehors de leur hôte s'habitueraient, d'après lui, au nouveau milieu et deviendraient de véritables *saprophytes*.

Quant aux sporidies des Ustilaginées, elles se forment dans la nature, d'après Brefeld, avec la même abondance que dans les laboratoires : le fumier frais, par exemple, les contient par myriades. Elles s'y multiplient et s'y conservent pendant longtemps. Mais même dans ce cas la faculté d'émettre des filaments-germes n'apparaît plus après un grand nombre de générations, comme dans le laboratoire, après des cultures prolongées. De là on conçoit qu'à la longue elles deviennent inoffensives pour les végétaux, les céréales par exemple.

Ainsi se trouve démontrée scientifiquement la justesse de cette opinion, déjà bien ancienne, des agriculteurs, qui veut que les fumures au fumier frais soient dangereuses. C'est que le fumier frais contient à l'état le plus actif les germes de la carie et du charbon des céréales, sans compter ceux des autres maladies.

Et maintenant, en revenant aux *spores* des Ustilaginées, — telles que nous les avons laissées en parlant de l'*U. Holostei,* — nous dirons qu'elles rappellent, au point de vue de leur rôle biologique, les *oospores* ou *œufs* des *Saproligniées,* les spores d'hiver ou *teleutospores* des *Urédinées,* et les formes analogues de reproduction des autres champignons parasites ; tandis que les *sporidies* remplissent la fonction d'organes de propagation, comme les *conidies,* les spores d'été ou *uredospores* le font pour d'autres familles.

Chez les Ustilaginées, pour distinguer nettement les différentes espèces d'un même genre, il ne suffit pas de constater leurs caractères morphologiques et la nature de leur *substratum,* c'est-à-dire de la plante sur laquelle elles vivent, mais il faut aussi dans beaucoup de cas recourir à la germination de leurs spores. De l'aspect divers de cette dernière, on a pu distinguer, en espèces différentes, des *Ustilago,* par exemple, qu'autrefois on confondait sous le même nom spécifique. Le mode de formation des spores doit être aussi pris en considération.

Quelques-uns de ces champignons n'attaquent, du moins d'après ce qu'on connaît aujourd'hui, que des hôtes de quelques espèces déterminées ; tandis que d'autres vivent en parasites simultanément sur plusieurs espèces affines de la même famille des plantes, soit cultivées, comme les céréales et les herbes des prairies, soit sauvages, comme les mauvaises herbes, qui envahissent les champs, de sorte que dans ce dernier cas ils rendent des services à l'agriculteur. Il n'est pas rare de voir ces dernières herbes attaquées par le charbon encore plus fortement que les plantes cultivées elles-mêmes, ainsi, par exemple, l'*Ustilago Urceolorum* tue les ovaires de beaucoup de Carex ; l'*Ustilago cardui* les fleurs du chardon épineux (*Carduus acanthoides*) ; l'Ustilago *utricolosa* produit le charbon dans les fleurs de beaucoup de Polygonées, parmi lesquelles la Renouée persicaire (*Polygonum persicaria*), plante nuisible spécialement à la culture du lin ; l'*Urocystis Colchici* sporifie dans les feuilles du Colchique, plante qui envahit les prairies ; enfin l'*Urocystis pompholigodes* produit le charbon dans les feuilles et dans le pétiole de plusieurs boutons d'or (*Ranunculus*), qui sont aussi nuisibles aux champs, ainsi que dans les feuilles des Anémones et des vénéneux Hellébores.

La propriété de ne produire aucune décomposition dans les tissus qu'il traverse semble commune au mycélium de toutes les Ustilaginées ; de façon qu'un pied de blé, par exemple dans lequel s'est développé le mycélium du champignon qui produit le charbon ou la carie, ne se distingue guère des plantes saines par des caractères appréciables à l'extérieur. C'est seulement au moment de la sporification que les dégâts produits par les parasites deviennent apparents, puisque les spores consument en se développant le protoplasme des tissus dans lesquels elles se forment, et se montrent au dehors sous la forme d'une poudre charbonneuse. Ce fait important distingue nettement les Ustilaginées de tous les autres champignons parasites.

Si les Ustilaginées diffèrent entre elles dans la structure, le mode de formation et la germination de leurs spores présentent, au contraire, beaucoup d'analogies en ce qui concerne la façon dont elles se comportent envers leur hôte, de façon qu'après avoir parlé de leurs caractères spéciaux, on peut examiner cette dernière question dans l'ensemble des Ustilaginées.

A. Genre Ustilago

Pers.

(*Charbon.*)

Le genre *Ustilago* renferme un assez grand nombre d'espèces dont quelques-unes, en se développant sur les céréales, déterminent la maladie connue sous le nom de *charbon*.

Dans les anciens livres qui traitent les végétaux, le nom

d'*Ustilago* désigne, soit les céréales attaquées du charbon, soit le charbon lui-même. Cette sorte de maladie, alors appelée *morbus pestis,* etc., a été l'objet de recherches nombreuses, faites surtout dans le but de trouver un préservatif efficace contre ses ravages et en partie signalées dans un chapitre précédent.

Les différentes espèces de ce genre vivant sur les Graminées, les Cypéracées, sur quelques œillets, sur les Polygonées, Composées, etc, elles ont pour effet de détruire les organes au milieu desquels elles développent en immense quantité ses myriades de corps reproducteurs ou spores, dont l'accumulation constitue la poussière noire qui apparaît librement au jour, au lieu de rester enfermée dans l'ovaire comme il arrive pour les espèces du genre *Tilletia,* cause de la *carie.*

Outre ces caractères macroscopiques, l'Ustilago se distingue des autres genres de cette famille surtout par des caractères morphologiques relatifs à la forme, la germination et la formation des spores, comme il sera dit à la suite.

1. USTILAGO SEGETUM

(Bull.) Dittm. in Sturm.

D. C. Flore Franc. III. Winter, Die Pilze. p. 90.
(*Charbon des céréales.*)

Synonymie. 1742. — *Reticularia Ustilago.* Lin. Syst. Nat. II.
1791. — *Reticularia segetum.* Bull. Hist. champ.
1797. — *Uredo segetum.* Tent. disp. method.

1815. — *Uredo carbo*. D. C. Flore Franç. vol. VI.
1824. — *Gæoma segetum*. Link, Observ.
1825. — *Erysibe vera*. Wallr. Flora Crypt. Germ.
['Ερυσίϐη. Theoph. Histoire des plantes.
Ustilago et *Robigo* Pline. [fide Wallr.]
1847. — *Ustilago carbo*. Tul. in An. Sc. Nat.

Exsiccata. *Fückel*. Fungi Rhen. 243. Rabenh. Herb. mycolog. 397, 398, 399. *Schneider* Herb. 83. *Thümen*, Fung. Austr. 19, 20, 1133. Mycoth. 137, 1418, Oecon. 13. 14, 105, 126. *Cooke*. 54, 428, 430-432. *Briosi e Cavara*, I funghi parassiti delle piante coltivate. fasc. III-IV. 54.

Sous le nom d'*Uredo, Ustilago* et *Reticularia carbo* et *segetum* on a confondu plusieurs espèces de champignons parasites (Ustilago, Segetum, Ust. Panicimiliacei, Ust. sorghi, Ust. bromivora, Tilletia caries, etc.,) qui par leurs ravages ne sont que trop connues des agriculteurs.

On n'a pas manqué, même jusqu'à ces derniers temps, de confondre sous le nom d'*Ustilago segetum* toutes les Ustilaginées, celle du maïs exceptée, qui produisent le charbon chez les céréales. De pareilles confusions sont impossibles aujourd'hui ; la diversité de formes de leurs spores, leur différente manière de germer et surtout l'impossibilité dans laquelle elles se trouvent d'inoculer la maladie à des espèces de céréales autres que celles qui leur sont propres, s'y opposent absolument.

De toutes ces espèces l'*Ustilago segetum* est le plus anciennement connu, est celui dont Tragus, Lobel et Dodœns ont parlé et figuré. Ce champignon attaque particulièrement l'*orge* et l'*avoine* et cause moins de tort au *froment*, ainsi que Tillet l'avait observé.

Caractères extérieurs de la maladie. — L'*Ust. Segetum* se développe dans le parenchyme des glumes, des balles, de l'axe des épillets et de leurs pédicelles. Dans la première période de son existence il produit au milieu des organes attaqués une matière molle, blanchâtre formée par le mycélium du champignon, qui produit ses spores dans l'épaisseur des tissus. Ces spores constituent la poussière noirâtre que plus tard le vent *dissipe,* de façon à ne laisser des parties attaquées qu'une sorte de squelette noirci et méconnaissable.

On comprend que la présence de l'*Ustilago* entraîne toujours l'avortement plus ou mois complet des organes de la fleur, la stérilité des épillets et une altération notable de leur structure normale. Voici du reste comment il se comporte sur les différents végétaux qu'il attaque.

1°. — L'*Avoine*[1] est la céréale qui paraît être la plus exposée à cette maladie. Il n'est pas rare dans un champ de cette culture de voir un nombre considérable de pieds attaqués et même des récoltes entières ne pouvoir payer les frais de culture, à raison de la petite quantité de pieds sains qui restent. Les tiges qui en sont attaquées sont plus

1. P. Mouillefert. *Les végétaux nuisibles à l'Agriculture.* (Journal d'Agriculture pratique, 1873, tome I.)

grêles, l'épanouissement de la panicule est incomplet, sa base reste toujours enfermée dans la gaîne, et, par suite, ces tiges sont moins hautes que celles qui sont saines; l'axe floral est aussi plus court, plus gros et plus irrégulier, ainsi que ses ramifications; chaque épillet a ses enveloppes désorganisées et plus ou moins complètement lobées, déchiquetées, surtout à la maturité du champignon. Il y aussi atrophie de tous les organes floraux et, par suite, du grain, qui se trouve remplacé totalement par les spores noires du parasite. Très souvent, lors de la maturité de c dernier, la désorganisation de la panicule est complète, il ne reste plus que l'axe principal et que les ramifications secondaires, elles-mêmes quelquefois altérées.

La maladie s'aperçoit de très bonne heure sur cette céréale. Lorsque la panicule commence à sortir du fourreau elle est déjà profondément atteinte dans toutes ses parties. Peu de temps avant qu'elle ne commence à sortir de la gaîne, on trouve encore l'altération tout aussi complète et aussi profonde, seulement il n'y a pas encore rupture des enveloppes ni sortie de poussière; cela n'arrivera que peu de temps après l'épanouissement en dehors de la gaîne des parties attaquées. La membrane de l'ovaire est alors de couleur plombée, très mince et contient le mycélium du champignon en état de filaments agglomérés d'une couleur moins brune.

Très souvent, et le plus souvent même, tout le pied est charbonné, toutes les panicules sont attaquées; quelquefois cependant quelques-unes restent saines.

Toutes les variétés d'avoine semblent y être également exposées.

2° L'*orge*, comme l'avoine, est aussi très exposée aux ravages de l'*Ustilago segetum*[1], qui apparaît également de bonne heure sur cette céréale. Lorsque l'épi commence à sortir de la gaîne, il est déjà entièrement désorganisé ; la dissémination des spores s'effectue à partir de ce moment, et les épis sortis sont en général poudreux. Dans un épi à moitié sorti la masse pulvérulente à la base est close et encore compacte, tandis que dans l'extrémité externe, plus déformée, la membrane pariétale ne tarde pas à se déchirer par petites parcelles ou en lanières irrégulières, en même temps que la substance interne devient poudreuse et tend à se dissiper au moindre choc, au plus léger souffle du vent. Les épis encore renfermés dans la gaîne, mais près

1. D'après les recherches et les observations de M. Brefeld, les spores du charbon (*Ust. segetum*), qui se développe sur le blé et l'avoine, sont incapables de transmettre par inoculation cette maladie à l'orge. C'est ainsi que le charbon de l'orge, qui jusqu'ici était considéré comme parfaitement identique avec celui du blé et de l'avoine, forme pour M. Brefeld une espèce à part, à laquelle il a donné le nom d'*Ustilago Hordei* et dont les spores en germant dans des liquides nutritifs ne donnent point de conidies. O. Brefeld, *Neue Untersuchungen über die Brandpilze und die Brandkrankheiten.* (Vortrag gehalten in Klub der Landwirthe zu Berlin, am 17 feb. 1888.) Ainsi, si cette immunité de l'orge est toujours possible, on pourra, sans craindre la maladie, faire succéder cette céréale au blé charbonné, succession qui se trouve fréquemment du reste dans la formule de beaucoup d'assolements.

de sortir, contiennent la matière charbonneuse à l'état compact et humide ; l'enveloppe ovarienne, réduite à une membrane articulaire, dont le parenchyme est détruit, lui sert de réceptacle.

Si enfin l'on observe des épis très jeunes, dès leur premier état de formation, on constate déjà qu'ils sont très grêles et visiblement attaqués dans toutes leurs parties. Le rachis est altéré, les épillets sont petits, très resserrés contre l'axe et tressés. Les organes sexuels sont atrophiés, déformés ou annulés ; la présence du parasite, qui s'étend dans tous leurs tissus, rend leur constitution imparfaite et impuissante à s'organiser ; aussi l'organisme naturel, profondément altéré dans son développement, n'est pas capable d'accomplir ses fonctions, étant donné que les principes nutritifs destinés à l'alimenter servent à nourrir les spores du charbon. Les barbes sont aussi faibles, sans consistance, atrophiées et quelquefois nulles.

3° Le *blé* est beaucoup moins exposé à être attaqué que les deux céréales précédentes, bien que, dans certains cas, des champs entiers peuvent en être considérablement endommagés. Le blé charbonné présente les mêmes caractères de désorganisation que les espèces ci-dessus, et l'on peut aussi suivre avec facilité les différentes phases du champignon dévastateur depuis la naissance de l'épi jusqu'à son complet développement.

Sur les épis attaqués, les épillets sont presque toujours totalement désorganisés ; il ne reste guère que quelques traces de glumes, qui tombent peu à peu jusqu'à la dénudation entière de l'axe, et encore très souvent le sommet de celui-ci est détruit.

Toutes les variétés de blé sont atteintes par l'*Ustilago segetum;* les blés de mars plus que les blés d'hiver, les blés sans barbes plus souvent que les blés barbus. Les monocoques, les amidonniers, les épeautres et les blés de Pologne paraissent ne pas être aussi exposés aux ravages de ce parasite.

ÉTUDE BOTANIQUE DU CHAMPIGNON. — La cause de la maladie réside dans le développement du champignon parasite : *Ustilago segetum,* ainsi que le prouvent les savants travaux de MM. Tulasne, de Bary, Kühn, Brefeld, etc., et les expériences d'inoculations, naturelles ou artificielles, qu'on peut répéter à tout instant avec succès. L'humidité, la chaleur, ainsi que d'autres phénomènes, auxquels on avait attribué une influence exclusive, ne font que coïncider avec le développement du champignon, sans être pour cela nullement l'origine du mal.

L'*Ustilago* en question est assez simple dans son organisation. Son développement, comme nous le verrons plus tard, dans un chapitre relatif à la pénétration des germes de ces parasites, commence par la partie inférieure de la plante. Les organes destinés à sa propagation donnent naissance à un filament germinatif (fig. 3, B), qui pénètre la plante, par exemple, rez du sol, se développe dans son intérieur, envahit, en s'élevant, ses différents tissus et constitue la partie végétative, ou le *mycélium* du champignon, lequel n'est visible que par de forts grossissements microscopiques. Les filaments mycéliens sont alors fins, déliés, à pourtour lisse, à double contour et à contenu protoplasmique remplis de fines granulations. Ce mycélium, chemin faisant à travers les tissus, attaque les jeunes boutons floraux à peine différenciés dans l'intérieur du chaume. Lorsqu'il a pénétré dans ces organes il change, pour ainsi dire, de nature, en se ramifiant abondamment à travers les petites cellules à parois minces et turgescentes, dont il suce le plasme, en gélifiant la membrane de ses filaments, qui sont alors appelés des *hyphes*, en se segmentant par des cloisons transversales. Ces segments s'enveloppent tout de suite de gélatine et laissent voir le protoplasme dans leur intérieur sous la forme de noyaux relativement petits, homogènes et réfringents[1].

Cette segmentation constitue la première différenciation des *spores* dont les membranes définitives, qui envelopperont le protoplasme réfringent décrit ci-dessus, se forment au milieu de la couche gélatineuse. La différenciation progresse à mesure que l'organe atteint, désormais malade, se développe : la couche gélatineuse, qui donne surtout l'aspect mou et blanchâtre à la masse qu'on observe dans les jeunes organes, se dessèche ; les spores, dont la membrane devient

1. De Bary, *Morphologie der Pilze*, p. 189.

de plus en plus épaisse, commencent à se séparer et brunir leur enveloppe, de façon à constituer la poussière noire caractéristique, lorsque l'organe floral de la plante attaquée sort de son fourreau. Elles sont alors formées de cellules isolées mesurant à peine 5 à 8 μ de longueur sur 5 à 6 μ de largeur ; souvent cependant ces cellules sont comme collées les unes aux autres, de manière à présenter de petits filaments en chapelet. D'une forme globuleuse, oblongue où

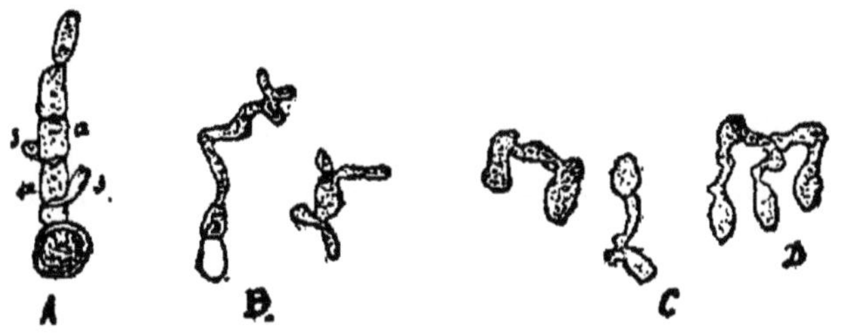

Fig. 3. — A. Germination des spores de l'*Ustilago segetum* dans l'eau. Spore portant en *a* des articles sporidifères et en *s* des sporidies. — B. Sporidies en germination. — C. et D. Sporidies unies deux à deux et trois à trois. (D'après Brefeld.)

polyédrique et d'une couleur brunâtre, ces spores possèdent des parois lisses ou légèrement ponctuées.

Sur le terrain, dans l'air humide, ou bien dans une goutte d'eau, elles germent avec une rapidité extraordinaire : si elles sont fraîches, c'est-à-dire, tout de suite après leur maturité, en 4 ou 6 heures, si elles sont conservées à sec pendant longtemps en 36 ou 48 heures, et conservent pendant 8 ans leur faculté germinative (Liebenberg 1879). D'autre part, d'après M. Hoffman, les spores de cette espèce, comme celles de l'*Ust. destruens,* supportent sans aucune altération 128° C. à sec, tandis qu'elles sont tuées dans un milieu saturé de vapeurs d'eau, où la température est de 60° C., après une heure de séjour (Schindler).

Ces spores germent en absorbant une certaine quantité d'eau et en émettant un tube germinatif ou *promycélium* qui perce l'exospore : ce promycélium, après avoir atteint une longueur deux ou trois fois plus grande que celle de la spore, se divise par deux ou trois fines cloisons en trois ou quatre articles (fig. 3 A. a.), chacun desquels donne naissance à un ou plusieurs sporidies (A. s.), ou bien à un petit tube germinatif, qui assure la propagation du parasite.

Les spores de cette *Ustilago,* comme celles de toutes les autres espèces, passent une période de vie latente pendant l'hiver, et attendent les conditions favorables de température et d'humidité pour se développer.

Conditions favorables au développement et effets de la maladie. — La maladie du charbon en général se trouve partout où on cultive des céréales, mais elle paraît cependant montrer une certaine préférence aux climats chauds et humides. Selon Philippar elle se trouverait plutôt dans les terrains secs et calcaires, siliceux et humides que dans les autres; suivant Thaër [1], au contraire, les céréales seraient plus souvent charbonnées dans les sols mouillés

1. A. Thaër, *Principes raisonnés d'Agriculture*. Traduction française par E. V. B., tome III, p. 66.

et gras, et lorsque la température est chaude et humide, que dans les sols d'une autre nature. Enfin MM. de Bary et Fischer de Waldheim, dans leurs excursions aux environs de Fribourg, ont aussi remarqué que le charbon est plus abondant dans les sols très riches, où la végétation est exubérante.

Si l'on réunit ces observations et si l'on n'oublie pas que le parasite, pour envahir ses victimes, a besoin de faire germer préalablement ses spores, ce qui exige des conditions favorables de chaleur, d'humidité et d'état physique du sol, on comprendra que les climats chauds et humides, les sols riches, humides et chauds, et même les sols pauvres, légers, humides et chauds sont les plus favorables à la propagation de ce champignon.

La poussière du charbon, qui se dissémine au moindre choc, qui se répand et se fixe facilement sur les corps voisins, pailles, balles, etc., est moins dangereuse que ne l'est la poussière de la carie. Elle incommode beaucoup moins les batteurs en grange, et mélangée aux aliments, elle ne paraît nuire ni à l'homme ni aux animaux. Néanmoins, bien qu'elle ait peu d'influence sur la qualité du grain, il n'est pas douteux qu'elle pourrait noircir la farine si elle se trouvait en trop grande quantité mélangée avec cette substance et si l'on avait soin d'en priver le grain avant de le livrer à la mouture. Ce nettoiement peut être fait par un lavage, qui ne nuit absolument pas au grain, pourvu qu'on ait soin de le faire sécher ensuite avec précaution. D'ailleurs, la poussière du charbon se dispersant facilement à sa maturité, il est bien rare qu'après la moisson et les différentes opérations du battage, il en reste assez pour motiver cette sorte de nettoyage.

Mais si cette maladie a des conséquences peu nuisibles du côté des aliments, il n'en est malheureusement pas de même pour les récoltes qui peuvent être dans certains cas, vu sa fréquence, fortement diminuées.

L'*Ustilago segetum* vit encore, en parasite, sur les végétaux suivants : *Polypogon interruptus, Andropogon hirsutus* (Barbon), *Festuca pratensis* (fétuque des prés), *Arrhenatherum elatius* (Arrhénathère), *Cynodon dactylon* (chiendent), *Elymus sibyncus* (Elyme), *Lepturus incorvatus* (Lepture), *Danthonia forstrillii*, diverses espèces d'avoine : *Avena flavescens, orientalis, pubescentis, Aira cæspitosa* (Canche), quelques espèces d'orge : *Hordeum murinum, hexastichum, distichum*, et d'ivraie : *Lolium perenne* et *tremulentum*, et enfin sur quelques espèces de Mélique.

2. USTILAGO PANICI MILIACEI

Die Pilze, p. 89. (Pers.) Wint.

(*Charbon du millet.*)

Synonymie. 1801. — *Uredo (ustilago) segetum.* var. Pan. mil. Pers. Syn. Fung. p. 224.

1815. — *Uredo carbo P.* D. C. Fl. fr. VI, p. 76.

1824. — *Gœoma destruens.* Schlect. Flor. Berol. II, p. 130.

1830. — *Uredo destruens.* Duby. Bot. Gall. II, p. 901.

1833. — *Erysibe panicorum* B. Wallr. Fl. Cryp. Germ. II, p. 216.

1847. — *Ustilago Carbo destruens.* Tul. in Ann. Sc. nat. III, série 7, p. 81.

1848. — *Tilletia destruens.* Lev. in An. Sc. nat. III, sér. 8, p. 312.

1857. — *Ustilago destruens.* Schlect. in Rabenh. Herb. mycol. N° 400.

Exsiccata. Fuck. Fungi Rhen. 247. Rabenh. Herb. mycol. 400. Fungi Europ. 2092. Thümen mycoth. 1420. Schn. 89. Briosi e Cav. III, 53.

Cette maladie a une grande importance dans les contrées où on cultive beaucoup le millet, parce qu'elle l'attaque régulièrement, et y cause des ravages considérables.

Le champignon qui provoque cette sorte de charbon tue les organes floraux des plantes attaquées, de façon qu'au moment de l'inflorescence, la dernière gaîne foliaire laisse sortir, dans la plupart des cas, au lieu de la panicule, un corps particulier de forme conique, pointu, coloré en jaune grisâtre, portant des stries très fines et revêtu d'une mince membrane cellulosique (fig. 4, A. c.). Ce corps dans sa mince membrane contient des reliquats de l'inflorescence, des fragments de rachis, des pédoncules plus ou moins rongés, des faisceaux fibro-vasculaires isolés, et une grande quantité de grumeaux noirâtres déformés et constitués de spores fortement agglutinées (fig. 4 B.). Il est rare d'observer à l'extrémité de ces rameaux tortués et altérés des fleurs avortées.

A la maturité cet involucre se rompt et laisse sortir les spores, qui se répandent sur-le-champ. Ces spores mesurent 8-12 μ de longueur sur 8 à 10 μ de largeur, et sont, par conséquent, une fois et demie plus grandes que celles d'*Usti-*

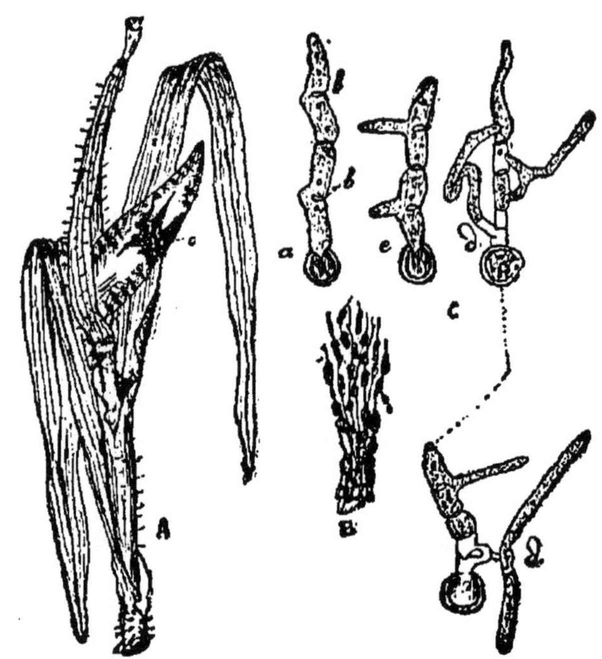

FIG. 4. — A. *c*, Inflorescence du millet envahie par l'*Ustilago pan. mil.*: B. le contenu du cône *c* (D'après Cavara.) C. germination des spores du champignon ; *a*, promycélium stérile, dont les segments forment des *boucles : b, b ; e, d*, promycélium avancés en germination, dont les segments se développent en longs filaments ; *d*, promycélium se développant devant les plis spéciaux, qui ont reçu le nom de *boucles* par M. Brefeld. (D'après ce dernier.)

lago segetum. Leur forme est ronde, ovoïde ou polyédrique ; leur couleur est d'un jaune brun, et leur exospore entièrement lisse ou obscurément réticulée.

La formation de ces spores est identique avec celle de

l'espèce précédente, mais leur germination accuse des différences sensibles. C'est ainsi que les segments promycéliens portent un pli spécial, provenant d'une double fusion: le Dr Brefell a désigné ce pli sous le nom de *boucle* (fig. 4, C. b.), et en outre, au lieu de donner naissance à des sporidies, les segments promycéliens forment des filaments germinatifs (C, d, d'.), destinés à pénétrer directement la plante hospitalière.

Ces spores d'après Liebenberg[1] conservent pendant cinq ans leur faculté germinative.

L'Ustilago en question se développe pendant l'été sur le millet (*Panicum miliaceum*. L.) et sur le panais pied de coq (*P. Crus galli*. L.), en France, Italie, Allemagne, Amérique du Nord et du Sud. Il est extrêmement nuisible au millet, détruit dans certaines localités les récoltes pendant plusieurs années successives. M. Kühn[2] observe que les plantes attaquées se reconnaissent même avant l'irruption des spores par des caractères spéciaux, tels que l'étiolement et la dessiccation des extrémités des feuilles, et l'abondant développement des poils sur les gaînes foliaires.

1. De Bary, *Morphol.*, etc., *loc. cit.*, p. 369.
2. Kühn, *Krankheiten der Kulturgewächse*. Berlin, 1859, p. 68.

3. USTILAGO MAYDIS.

Icon. V. *Jul.* Ann. Sc. nat. (D. C.) Corda.

(*Charbon du maïs.*)

Synonymie 1806. — *Uredo segetum. d.* D. C. Synops. Plant. Gall.
1809. *Reticularia Mays.* Bulliard (Caradori. Osservaz. sul carbone del granoturco etc.
1815. — *Uredo segetum,* d. *Zeae Mays.* D.C. Flore Fr. II, p. 596.
1815. — *Uredo maydis* D. C. Flore Fr. VI, p. 77.
1824. — *Gœoma Zeœ.* Link. Spec. Pl. II, p. 2.
1833. — *Erysibe Maydis.* Walh. Flora Cryp. Ger. II, p. 215.
1837. — *Uredo carbo Maydis.* Philippar, Traité sur la carie, charbon, etc. Paris.
1840. — *Uredo Zeœ.* Ung. in Corda Icon. Fung. IV, p. 9.
1884. — *Ustilago Zeœ Mays.* Wint. Die Pilze, p. 97.

Exsiccata. — Fuck. Fung. Rhen. 248, Rabh. Fung. Europ. 2200. Thümen Fung. Austr. 17. Mycoth. 136. œcon. 152. Cooke 431. Br. e Cav. I, 2.

La maladie du maïs, à laquelle Tillet a consacré un mémoire spécial[1], paraît bien être celle produite par l'*Ustilago maydis,* quoique cet auteur parle surtout de ses effets sur les fleurs mâles, effets qu'on ne peut toujours constater suffisamment. Quant à celle dont le Dr Imhof a si

1. Tillet, *Mémoires de l'Académie Roy. des sciences* pour l'année 1760, p. 254.

bien écrit l'histoire dans sa thèse imprimée à Strasbourg en 1784[1], on ne saurait douter de son identité avec l'affection que nous allons étudier. Ce savant a reconnu le premier, que les corps difformes, qui couvrent l'épi femelle malade, ne sont ni des tuméfactions de l'axe même de cet épi, comme Tillet semblait l'avoir cru, ni même constamment des grains affectés d'Ustilago, contrairement à l'opinion des auteurs postérieurs à lui ; mais ces corps ne sont, le plus souvent, que des bractées ou glumes hypertrophiées. Aymen[2] avait attribué la maladie du Maïs à un défaut de fécondation de ses fleurs femelles, et il regardait les spores de l'entophyte comme autant d'animalcules infusoires. Le Dr Imhof préfère avouer son ignorance quant à la nature de la poussière destructive.

Carradori[3] distinguait deux espèces de tumeurs dans la maladie du Maïs ; celles des fleurs mâles et femelles, qu'il appelait *organiques,* « parce qu'elles étaient l'effet de l'at- « taque d'une plante parasitaire », et celles de la tige ou *inorganiques,* « qui provenaient de l'agglomération de « substances végétales, tout comme la galle des insectes (!) « et qui servaient de berceau et d'aliment aux grains des

1. Fr. J. Imhof, *Zea maydis morbus ad Ustilaginem vulgo relatus,* etc. Strasbourg, 1784.

2. Aymen. *Second mémoire sur les maladies des blés. Du charbon.* (Mém. Acad. Roy. des sciences, 1763, p. 361.)

3. Carradori, *Osservaz. sul carbone del granoturco.* Estratto di Giornale Pisano, 1809, p. 265.

« parasites ». Carradori finissait son mémoire en insistant sur ce parasitisme dans les termes suivants : « de mes mi-« nutieuses observations microscopiques, il résulterait que « le parasite, qui végète dans toutes ces tumeurs, appar-« tient à la famille des *champignons*, et au genre de Reti-« culariées. Le célèbre Bulliard, ajoute-t-il, considère lui « aussi le charbon du blé et d'autres céréales, comme pro-« duit d'une Réticulaire. Or, la Réticulaire qui cause le « charbon chez le Maïs doit être distinguée des autres « sous le nom spécifique de *R. Mays*[1]. »

Enfin des mycologues plus modernes, tels que de Candolle, Corda, et surtout Tulasne, nous ont définitivement fixé sur l'identité des tumeurs de la tige et des fleurs, et sur la première cause de ces déformations, dues à une Ustilaginée, l'*Ustilago Maydis* de Corda, dont le parasitisme est aujourd'hui un fait parfaitement acquis.

Caractères extérieurs de la maladie. — Le charbon du maïs est très connu des cultivateurs par ses formes étranges plutôt que par ses dégâts. On n'a, en effet, à compter sérieusement avec ces derniers que dans les années humides et particulièrement pour les cultures irriguées.

L'*Ustilago maydis* se développe non seulement dans les

1. Ce synonyme a échappé à MM. Tulasne, Saccardo et Winter. Nous l'avons trouvé dans le « *Giornale Pisano* », cité ci-dessus.

écailles ou bractées qui entourent la fleur femelle, mais aussi dans la fleur femelle elle-même, dans les feuilles voisines de l'épi, la tige et les fleurs mâles. Il déforme d'une façon singulière les six écailles qui le recouvrent réciproquement autour ou près du pistil du maïs, en leur faisant perdre leur consistance membraneuse et leurs dimensions normales. Les fleurs, par conséquent, s'hypertrophient et deviennent méconnaissables ; les unes demeurent aplaties et s'élargissent, tandis que les autres s'allongent sous une forme étroite. Aussi l'ovaire prend-il part à cette déformation et quelquefois il dépasse le volume d'une noix ; mais habituellement il reste beaucoup moindre dans ses dimensions que les organes accessoires qui l'accompagnent, et fréquemment même il manque tout à fait.

Les feuilles florales ou grandes bractées, qui accompagnent l'épi, sont souvent atteintes d'Ustilago dans leur partie inférieure, qui devient monstrueuse.

Les fleurs mâles sont aussi atteintes, surtout vers le sommet de l'axe, et presque toujours selon une zone circulaire. Les épis attaqués portent ainsi à la fois : des grains sains, des fleurs stériles, et des fleurs malades devenues monstrueuses.

Lorsque ce champignon se développe dans la tige, c'est vers sa périphérie qu'il donne lieu à la formation de tumeurs plus ou moins volumineuses et difformes. Dans quelques cas aussi les excroissances se développent au point d'insertion de l'axe de l'inflorescence sur la tige, et, en tordant cet axe, donnent un aspect des plus bizarres à l'ensemble de la plante (fig. 5. M.),

ÉTUDE BOTANIQUE DU CHAMPIGNON. — En disséquant les excroissances ordinaires, lorsqu'elles sont encore gorgées de sucs, on les trouve formées d'un parenchyme à grandes cellules, fréquemment lacuneux, et traversé par un petit nombre de faisceaux fibro-vasculaires ; les bractées infectées de l'ovaire, ainsi que les feuilles hypertrophiées qui enveloppent l'épi, présentent une structure analogue.

Ces tumeurs seraient, d'après Knowles[1], le résultat d'une série d'anomalies végétatives, savoir : d'une hypertrophie extraordinaire de la partie de la tige sur laquelle les spores doivent se former, suivie quelquefois d'une torsion du chaume ; d'une grande multiplication des cellules vers la périphérie des parties malades ; d'un rapetissement des éléments anatomiques, du conjonctif et des rayons fibro-vasculaires ; d'une torsion des stomates, et particulièrement des cellules annexes ; d'une anomalie à la formation des faisceaux, de sorte que quelquefois ce liber ne peut pas se distinguer du bois, et d'un sensible accroissement du contenu cellulaire.

En tout cas, ces altérations sont précédées par le développement du mycélium d'*Ustilago maydis*, qui en est aussi la première cause. Ce mycélium est facilement visible

1. Voy. *Centralblatt*, 1889.

dans les épis ainsi que dans la tige. Il forme souvent des cordons rectilignes, qui courent l'un après l'autre à travers plusieurs cellules. Il n'est pas rare alors d'observer que ces filaments, surtout quand ils s'approchent de l'épi ou quand ils parcourent le parenchyme du rachis, et quelquefois même celui de la feuille, s'entourent d'une excroissance membraneuse en forme d'une grosse gaîne cellulaire. Arrivés au point le mieux indiqué pour la formation des pustules, ces cordons mycéliens se ramifient abondamment en touffes, dont les minces extrémités ne tardent pas à se gonfler. A travers ces gonflements, groupés ensemble, de petites masses polyédriques arrondies, rangées en chapelet et réunies par une substance gélatineuse, apparaissent. Cette dernière matière diminue, se dessèche, à mesure que les petits corps se développent, s'agrandissent et deviennent des spores. Selon M. Kuhn, cette maturité a lieu par un processus centripète, comme avançant de l'extérieur, c'est-à-dire du côté plus proche aux contours de la plante, à l'intérieur. C'est alors que les tumeurs charbonneuses, remplies par ces mêmes spores, se réunissent en nombre considérable sur la tige, pour y former des bosses, déjà décrites, et complètent leur formation sur les autres organes de la plante. Arrivées à leur développement complet, ces pustules difformes présentent, sous leur peau tendue, une masse gluante, noire, qui garde l'empreinte du doigt. Elles se dessèchent plus tard et se résolvent en poussière quand leur peau flétrie se déchire.

En observant au microscope cette poussière, on voit qu'elle est formée, le plus souvent, par les organes reproducteurs du champignon, ou spores ; ces spores sont sphériques ou brièvement elliptiques ; elles mesurent 8 à 13 μ de longueur, sur 8 à 11 μ de largeur, et possèdent une exospore brunâtre, finement aiguillonnée et presque transparente. (Fig. 5. A. B. C.).

Toutes nos tentatives pour faire germer ces spores fraîchement mûries dans l'eau, ont été vaines, comme celles de tous les autres expérimentateurs ; tandis qu'au contraire, nous sommes arrivés à faire germer, dans le même liquide, des spores d'*Ustilago maydis* vieilles d'une année. De ce fait on pourrait tirer la conclusion, que les spores d'*Ustilago* en question, avant de germer, ont besoin de passer par un état de repos, qui contribue à développer complètement leur faculté germinative.

Les liquides nourriciers cependant exercent une excitation sur le pouvoir germinatif telle, à suppléer au repos si nécessaire dans le premier cas. Si on place, en effet, dans ces liquides, des spores à peine mûres, on les voit germer avec une abondance extraordinaire. Nous avons pu obtenir des germinations vraiment riches, dans des décoctions de fumier, ainsi que dans celles de *tumeurs charbonneuses elles-mêmes*.

La différence entre la germination des sphores dans l'eau, et celle dans les liquides nourriciers, est remarquable. Dans le premier liquide, c'est à peine si la spore pousse un promycélium cloisonné, dont les courts segments donnent naissance à quelques rares sporidies, ou, directement,

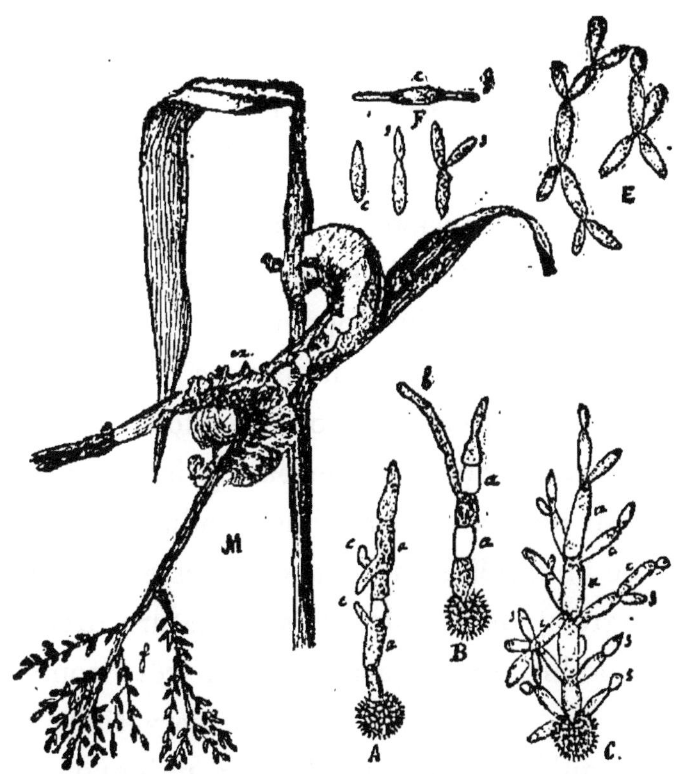

Fig. 5. — *M.* Tige de maïs attaquée par le charbon : *f.* inflorescence dont l'axe a été tordu par le développement des tumeurs *e.r.* (D'après nature.)

A. B. — Germination des spores d'*Ustilago Maydis* dans l'eau ; A, commencement de la germination des spores en un promycélium segmenté ; B, état plus avancé des segments promycéliens dont quelques-uns sont vides (a, a), et d'autres se développent en filament (b).

C. — Germination de mêmes spores dans des liquides nourriciers ; riche développement du promycélium (a, a), en sporidies (c, c), et en *sporidioles* (s, s, s) ou sporidies secondaires.

E. — Développement par bourgeonnement des sporidies dans des solutions nutritives.

F. Des sporidies (c, c), détachées de leurs supports, donnent naissance, dans l'eau, à des sporidioles (s, s) ou à des filaments (f.). (D'après Brefeld).

à quelques filaments mycéliens (fig. 5. A. B.). Dans le

second cas, au contraire, la spore germe avec une vigueur si grande que les sporidies formées par les segments du promycélium donnent naissance à leur tour à des organes de reproduction secondaire, ou *sporidioles* (fig. 5. C, F, s, s.), qui sont destinées à assurer la propagation du parasite, et faire pénétrer leur mycélium dans la plante nourricière.

Conditions de développement et effets de la maladie. — Il semble que, si l'humidité est particulièrement favorable, comme il a été dit, au développement de ce parasite, et contribue à faire ressentir davantage ses dégâts, elle n'est pas toujours indispensable. Selon Bonafous[1], les cultures comparées, faites par lui sur plusieurs points, prouveraient que le charbon de maïs se manifeste indifféremment sous l'influence de l'humidité ou de la sécheresse, sous celle des différents engrais, ou sur des sols de nature diverse, découverts ou ombragés. Tulasne[2] de son côté confirme les constatations de Bonafous par des observations personnelles. Quoi qu'il en soit, l'influence prépondérante de l'humidité n'est pas à nier.

Relativement aux conditions qui favorisent l'extension de la maladie, M. le prof. Morini a voulu établir il y a quelques années[3], que le passage des spores à travers le tube

1. Bonafous, *Histoire naturelle, agricole et économique du Maïs*, p. 97. Paris, 1836.

2. Tulasne, *Annal. des Sciences naturelles, loc. cit.*

3. G. Morini, *Il Carbone delle piante*. Chimica veterinaria VII. Milano, 1884.

intestinal des bovidés favorise d'une façon *singulière* la germination et la pénétration des germes dans la plante nourricière. « Les plants, en effet, d'un champ de maïs, sur « lesquels on avait répandu du fumier de vaches nourries « avec des tourteaux parsemés de spores d'*Ustilago* « *Maydis,* furent tous envahis. » Mais est-ce là un résultat du passage des spores à travers le tube intestinal des vaches, ou bien l'effet du fumier frais sur le développement des sporidies ? L'expérience du Dr Morini confond ces deux points différents.

Quoi qu'il en soit, le fumier frais favorise le développement de l'*Ust. maydis,* comme celui de toutes les autres Ustilaginées.

Les dégâts que ce parasite peut causer sont quelquefois très importants. M. Tulasne rapporte, qu'en 1847, les plantations de maïs de la vallée du Rhône et du département de l'Ardèche furent ruinées par cette sorte de charbon. En 1879, année exceptionnellement humide pour l'Italie, une bonne partie de la récolte du maïs a été détruite aux environs d'Oristano (Sardaigne) et dans quelques localités du Milanais.

Ce champignon a été trouvé en France, en Italie, en Belgique, en Autriche, en Allemagne, en Hongrie, en Angleterre, dans l'Amérique du Nord et au Chili.

4. USTILAGO SORGHI.

(Dink) Passer. in Thüm. Herb. Mycol.

(*Charbon du sorgho.*)

Synonymie. 1824. — *Sporisorium sorghi.* Link. Species, VI, p. 86.
1845; — *Tilletia Sorghi vulgaris.* Tulasne. Mém. sur les Ust. in Ann. Sc. Nat. Ser. III, 7. p. 116.
1874. — *Ustilago Tulasnei.* Kühn, in Sitz. nat. Gesellsch. Halle.

Exsiccata. — Rabh. Fung. Europ. 1997. Thüm. Herb. œc. 63 Briosi e Cav. II. 28.

Cette ustilaginée se développe dans les ovaires et quelquefois même sur les étamines du Sorgho. Les caractères qu'elle présente sur l'ovaire qu'elle attaque sont tout à fait spéciaux ; il suffit de l'avoir vue une seule fois pour la reconnaître sûrement après.

Au moment de l'inflorescence et à la place de l'ovaire, il se forme un petit corps cylindrique, qui surpasse plus ou moins les glumes de la fleur et qui est revêtu d'une membrane très mince, blanchâtre, se déchirant facilement (fig. 6, A. B.). Ce petit corps renferme une masse de spores groupées autour d'un axe, ou *columelle* centrale, filiforme, raide et striée longitudinalement, qui fait suite, pour ainsi dire, au pédicelle de la fleur, et survit ordinairement à la destruction de la membrane ovarienne et à la dispersion des spores, — deux choses auxquelles les insectes prennent beaucoup de part, mais elle ne tarde pas elle-même à se réduire dans une poussière noire.

Les spores sont irrégulièrement globuleuses, quelquefois sphéroïdales, d'autres fois polyédriques, rarement ellipsoïdales, transparentes, à exospore lisse, assez épaisse, d'un brun olivâtre, à contenu granuleux et clair et à dimensions

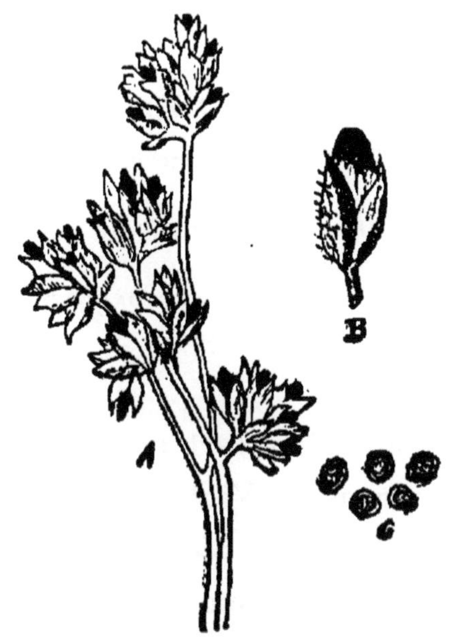

Fig. 6. — A, Inflorescence du sorgho atteinte par l'*Ustilago sorghi* ; B, Epillet grossi portant le corps noir caractéristique ; c, spores du champignon.

très limitées, comme ne mesurant en moyenne que 7 μ de longueur sur 5 de largeur (fig. 6, C).

L'*Ustilago Sorghi* attaque le Sorgho commun et, en détruisant toutes les parties de la panicule, compromet absolument la récolte. Par cela même, il est très à craindre dans les pays où l'on cultive cette céréale. Il se trouve fréquemment dans la France méridionale, en Italie, en Grèce, en Abyssinie, etc.

Selon Trelease (1884), cette espèce s'est rendue nuisible au sorgho sucré dans l'Amérique du Nord, où elle a été répandue probablement par des semences introduites de Chine.

5. USTILAGO FISCHERI.

Passer. Bollet. di Comig. agr) di Parma. 1877.

(*Charbon de la rafle de maïs.*)

Exsiccata. — Rabh. Fung. Europ. 2500. Thüm. Mycoth. 1624. Id. œcon. 793.

Cet Ustilago a été découvert en 1877 par le professeur Passerini aux environs de Vigheffio (province de Parme), où il a réduit de moitié la récolte du maïs, ainsi qu'aux environs de Gardasone (même province), où la récolte fut presque entièrement détruite.

Le champignon fructifie dans l'axe ou *rafle* des inflorescences femelles en détruisant les tissus cellulaires et spécialement la moelle. La plupart des épis ne viennent pas à maturité, et à la fin de la végétation les inflorescences femelles présentent fort peu de graines mûres, et celles-ci encore souillées de la poussière noire des spores. Ces dernières sont petites, sphériques, d'une couleur violettegrise et d'un diamètre de 4 à 6 μ. Leur exospore est parsemée de papilles plus ou moins proéminentes.

Le parasite, non content de creuser la rafle, pénètre dans les gaînes, les traverse et souille leur surface. Les larges gaînes dans lesquelles l'épi malade se trouve caché se prêtent admirablement à dissimuler ses ravages, que seule la récolte met en évidence.

M. Passerini pense que l'intense développement de ce parasite, favorisé par les conditions météorologiques exceptionnelles de l'année 1877, n'est pas toujours à craindre. En effet, depuis cette époque, il n'a été signalé sur aucun point d'Italie.

6. USTILAGO REILIANA

Kühn in Rabh. Fung. Europ.

(*Charbon des panicules de maïs et de sorgho.*)

Synonymie. 1876 — *Ustilago pulvuracea.* Cooke in Grevil.
Exsiccata. — Rabh. Fung. Europ. 1998, 2095, 2096. Thüm. Mycoth. 725. Id. œcon. 353.

Ce champignon forme sur les panicules de *maïs* et de *sorgho* des pustules de dimensions différentes. Ces pustules sont rondes ou ovales ; elles sont d'abord revêtues d'une membrane blanche très mince, laquelle, plus tard, en se déchirant, met presque nu le contenu poussiéreux formé, en grande partie, par les spores du champignon. Ces dernières sont irrégulièrement sphériques, rarement anguleuses ou elliptiques, demi-transparentes, à exospore brune finement aiguillonnée et d'un diamètre de 9 à 15 μ.

Les parties de la panicule, où ces pustules se développent, sont profondément altérées, leur parenchyme se détruit et seuls les faisceaux fibro-vasculaires restent intacts. En tout cas, comme ces altérations n'intéressent qu'une seule partie de la panicule, les dommages qui en résultent sont insignifiants.

Les spores d'*U. Reiliana* se réunissent, au commencement de leur formation, en amas de 40 à 50 μ de diamètre. En raison de cette particularité, quelques auteurs ont voulu le classer dans le genre incertain de *Sorosporium*.

Ce champignon ne paraît pas être signalé en France, tandis qu'il a été constaté en Angleterre, Allemagne, Italie, Hongrie et jusqu'en Egypte et Lahore des Indes anglaises.

7. USTILAGO CRUENTA

Kühn.

Cette espèce a été observée pour la première fois en Allemagne en 1877 par M. Kühn. Elle attaque les inflorescences et l'extrémité du chaume de plusieurs variétés de sorgho et se trouve quelquefois associée avec l'*Ustil. Reiliana*.

Les plantes attaquées par ce parasite présentent sur le rachis des taches livides qui s'étendent de plus en plus et finissent par devenir confluentes. Par suite de cette formation, les rachis se trouvent tordus et courbés. Les graines, sur lesquelles le champignon forme des taches d'un rouge brunâtre, sont rarement attaquées.

En plaçant une petite partie du contenu de ces taches sous le microscope, on peut voir les spores de ce champignon. Elles ont une forme sphérique, d'un diamètre de 9 à 12 μ, ou brièvement elliptique, et en ce cas mesurent 5 à 12 μ de longueur sur 5 à 9 μ de largeur. D'après Kühn et Brefeld, ces spores germent très facilement dans l'eau, y forment un promycélium qui se cloisonne à un certain nombre de fragments, lesquels donnent naissance à des tubes mycéliens excessivement longs et très caractéristiques pour cette espèce. Il paraît cependant que les dommages causés par l'*Ustilago cruenta* sont sans importance et que, hors de l'Allemagne, elle n'a été nulle part observée.

8. USTILAGO SECALIS

Rabh. in Kühn, *Krank. der Kultur*, etc. p. 22.

(*Charbon de seigle.*)

Le charbon du seigle est bien plus rare que les autres et peu connu. Il fut observé en 1845 pour la première fois par Rabenhovst en Italie, par Corda en Bohême, et par d'autres en Silésie et Mecklembourg.

L'épi souffrant n'a rien d'anormal ; le fruit seul est plus court, renflé tantôt au milieu, tantôt au sommet, et coloré en brun. Quand on le touche, son enveloppe se déchire et montre le grain rempli d'une poussière brun-noirâtre et sans odeur.

Cette poussière est formée par les spores d'Ustilago qui, au microscope, paraissent sphériques, rarement elliptiques, ou ovales. Elles sont transparentes, colorées en brun d'ocre et pourvues d'une exospore alvéolo-verruqueuse.

9. USTILAGO SCHWEINITZII

Tul. in *Ann. Sc. Nat.*

Synonymie. — *Ustilago Zeae.* Schwein. *Fung. Carol. sup.* p. 45.

Ce champignon a été rencontré par Schweinitz, à la Caroline du Nord, dans les épis du maïs, et décrit seulement par lui. Il se différencie d'*Ust. Maydis* par la dimension de ses spores et par la forme de ses pustules ; mais il présente, par contre, beaucoup d'affinités morphologiques avec l'*Ust. segetum*. Il ne paraît pas être la cause de grands dommages.

10. USTILAGO VIRENS

Cooke. *Grevillea* VII, p. 15.

Ce parasite est le seul, parmi les Ustilaginées connues jusqu'aujourd'hui, qui attaque le riz à Tinnevely (Indes).

Malheureusement, M. Cooke, qui fut le seul à le décrire dans son journal ci-dessus, donne bien peu de renseignements sur sa nature. Il se borne à observer que dans les grains du riz le champignon se présente sous la forme d'une poussière olivâtre, formée par une grande quantité de petites spores sphériques qui mesurent à peine 5 μ de diamètre et qui possèdent une exospore granuleuse.

B. Genre Tilletia

Tul. in Ann. Sc. Nat. (Carie.)

Les différences principales entre les genres *Tilletia* et *Ustilago* consistent dans la germination et dans la formation de leurs spores, comme le lecteur jugera en parcourant les paragraphes qui suivent.

Le genre Tilletia comprend un petit nombre d'espèces, toutes parasites, presque spécialement des graminées. Quelques-unes de ces espèces, en se développant sur les céréales, déterminent la maladie dangereuse, depuis longtemps connue sous le nom de la *carie*.

En faisant l'historique des Ustilaginées, nous avons, en partie, signalé les conjectures inexactes émises à propos de la cause de cette redoutable maladie. Cependant, son apparition constante, malgré les différences météorologiques les plus prononcées, les expositions les plus diverses et les sols les plus variés, désorienta les partisans de la *théorie météorologique,* et amena Boni et Wart à attribuer la maladie au voisinage d'un arbuste gommeux : du groseillier. Philippar et d'autres expérimentateurs démontrèrent, par des observations plus sérieuses, la fausseté de cette hypothèse. En tout cas, c'est, sans contredit, M. B. Prevost qui, le premier, reconnut que cette affection était due à la présence d'une espèce végétale parasite. Les mycologues qui sont venus après lui confirmèrent ses observations.

Les cultivateurs redoutent fort cette maladie produite par les espèces fongines suivantes :

1. TILLETIA TRITICI

(Bijerkauder) Winter. Die Pilze. etc.

Synonymie. 1775. — *Lycoperdon tritici.* Bijerkand in Act. sued. p. 326.
1815. — *Uredo caries.* D. C. Flore Franc., VI, p. 78.
1817. — *Gœoma segetum.* Nees. Esenbeck, Syst. d. Pilze, p. 14. Taf. 1, Fig. 7.
1824. — *Gœoma sitophilum.* Link in Linné. Sp. plant. VI, p. 2.
1825. — *Uredo fœtida.* Bauer in Ann. Sciences Nat. 1 série, t. II, p. 167.
1833. — *Erysibe fœtida.* Wallr. Flora cryp. germ. II, p. 213.
1836. — *Uredo sitophila.* Ditm. in Sturm's Deutsch. Flora, III Abth. 3 vol. p. 69, Taf. 34.
1847. — *Tilletia caries.* Tulas. Mémoire sur les Ustilag. p. 113.

Exsiccata. — Fuck. Fungi rhen. 352. Rabh. Fung. Europ. 2395. Thüm. Fung. Austr. 343, 401. Idem Mycoth. 724. Id. Œcon. 15, 251. Cooke 429.

Caractères extérieurs de la maladie. — C'est le *Triticum spelta,* et plus encore le *Triticum durum* qui se trouvent exposés à la Tilletia. Néanmoins, quelques graminées sauvages en sont quelquefois atteintes. C'est ainsi que cette espèce a été rencontrée par Philippar sur le millet (*Aira aspitosa*) et le *Bromus secalinum*, par Tulasne sur l'*Agrostis spica, venti* et *pumila,* et enfin par Fretay sur le *Bromus mollis*.

La carie se développe dans l'intérieur de la plante et elle est bien visible, quand elle arrive à l'ovaire de la semence, qu'elle désorganise complètement. La partie farineuse et blanche de cette dernière se trouve remplacée par une matière fongine grise et compacte. Plus tard, à mesure que la semence grossit, cette substance perd de sa compacité et, quand le cryptogame est complètement developpé, le grain du blé se trouve rempli d'une poussière brune, constituée par les spores, qui, à l'œil nu, rappelle la poussière produite par la vesse de loup ou *Lycoperdon*.

Les grains cariés, arrivés à leur complet développement, sont plus courts, plus ronds, plus minces et plus obtus ; ils ont une couleur plus terne et la saillie longitudinale moins marquée. Ils s'écrasent facilement sous les doigts et alors ils exhalent une odeur d'autant plus mauvaise que la carie est plus avancée dans son organisation ; cette odeur rappelle exactement celle de *Chenopodium vulvaria* ou de poisson pourri.

Quant aux chaumes cariés, ils sont difficiles à reconnaître pour qui n'est pas exercé, avant le développement de l'épi ; en ce moment, cependant, la distinction est facile : la tige et les feuilles sont plus minces et ont une couleur verte intense ; toute la plante semble végéter plus vigoureusement, elle est plus érigée, grâce sa légèreté, et elle se dessèche plus vite que les autres ; les épis prennent une teinte plus foncée et plus terne, pâle ou légèrement rouge, d'un vert azur et plus gris au moment du dessèchement, qui est toujours hâtif. Pendant son premier développement, l'épi a toutes ses parties plus serrées ; mais plus tard, au moment de la récolte, les épillets sont plus détachés, plus palmés, et ils ont les glumes et les glumelles plus ouvertes ; les barbes, si le blé est barbu, sont aussi plus divergentes.

Si maintenant on remonte un peu plus haut dans le développement de la maladie, et si on examine attentivement, à l'œil nu, ou mieux encore au moyen d'une loupe, les organes sexuels du blé, avant l'épanouissement de l'épi, on constate que tous ces organes sont profondément modifiés. Les étamines, au nombre de trois, sont souvent inégalement développées et insérées sur l'ovaire à des hauteurs différentes ; les anthères mêmes sont moins longues, déformées et généralement dépourvues de pollen. Les ovaires cariés sont plus irréguliers que les ovaires sains, plus ronds et plus courts ; les poils qui se trouvent à l'extrémité supérieure sont moins longs et plus irrégulièrement disposés. Enfin, l'intérieur de ces ovaires est complètement rempli de la substance du champignon qui, en ce moment, est molle et d'un blanc grisâtre.

Presque toujours ce terrible parasite détruit entièrement le contenu des grains. En tout cas, Tillet et Duhamel assurent avoir vu des grains cariés détruits à moitié.

La membrane du grain attaqué est mince, très faible, formée seulement d'une ou deux couches de cellules polygonales, au lieu de trois ou quatre qui la composent en état normal.

Étude botanique du champignon. — Examinée sous le microscope, cette substance grisâtre, que nous avons rencontrée dans le jeune ovaire, « se montre composée, « dit M. Kühn, de filaments ramifiés et entrecroisés, qui « forment la partie végétative ou le mycélium du parasite. « Si maintenant, par des dissections d'une exécution très « difficile, on isole ces filaments, on peut observer, à « l'extrémité de leurs plus extrêmes ramifications, de « petites vessies à différents états de développement [1]. « Ces vessies, d'abord très petites, grossissent peu à peu, « en même temps que leur contenu augmente et devient « granuleux, et finissent par se détacher des rameaux qui « leur ont donné naissance. Néanmoins ces rameaux con- « tinuent leur œuvre en produisant d'autres séries de « vessies, qui, à leur tour, deviennent libres, à mesure « qu'elles se développent.

1. C'est ici que consiste une différence importante entre l'*Ustilago* chez lequel l'hyphe sporigène se partage directement après le cloisonnement de son protoplasme et la gélification de sa membrane, en un nombre distinct de spores, et le *Tilletia*, où ces espèces de vessies, qui, plus tard, en absorbant le protoplasme, se transforment en spores, prennent naissance à l'extrémité des hyphes ramifiées.

« Pour compléter leur végétation, ces vessies, jusqu'alors « transparentes, sécrètent à leur surface une matière « de couleur foncée, qui les rend opaques, et par cette « transformation constituent les corps reproducteurs ou « *spores* du végétal parasite.

« A mesure que le développement des spores a lieu, on « voit, même à l'œil nu, la masse blanchâtre interne « s'agrandir, passer à l'azur et finalement à l'azur noir. « Arrivée à ce point, la masse encore molle et grasse ne « tarde pas à devenir pulvérulente par l'évaporation de « son humidité excessive. »

En ce moment les spores ont atteint leur complet développement. Vues au microscope, elles se présentent formées de cellules isolées, régulièrement rondes, mesurant 14 à 20 μ de diamètre. Elles possèdent une exospore divisée en aréoles par un certain nombre de bandelettes saillantes (fig. 7, A), ce qui permet de distinguer la *Tilletia tritici* de la *Tilletia lævis*.

Ces spores, qui, d'après Liebenberg, conservent pendant 8 ans leur faculté germinative, et supportent, sans inconvénient, 95 degrés de chaleur, germent sur les terrains humides ou dans une goutte d'eau, dans l'espace de 2 à 6 jours, moins rapidement, par conséquent, que les spores d'*Ustilago segetum*. L'exospore alors se fend, quelquefois sur deux points différents, et le promycélium s'allonge inégalement suivant le cas, en atteignant, ordinairement, l'épaisseur d'un tiers de diamètre de la spore.

Quand les spores germent dans une atmosphère ou sur un terrain humide, leur promycélium surpasse rarement en longueur de deux ou trois fois le diamètre de la spore ; tandis que sous l'eau il s'allonge jusqu'à la surface de la goutte, et si la quantité d'eau est plus abondante, sa partie

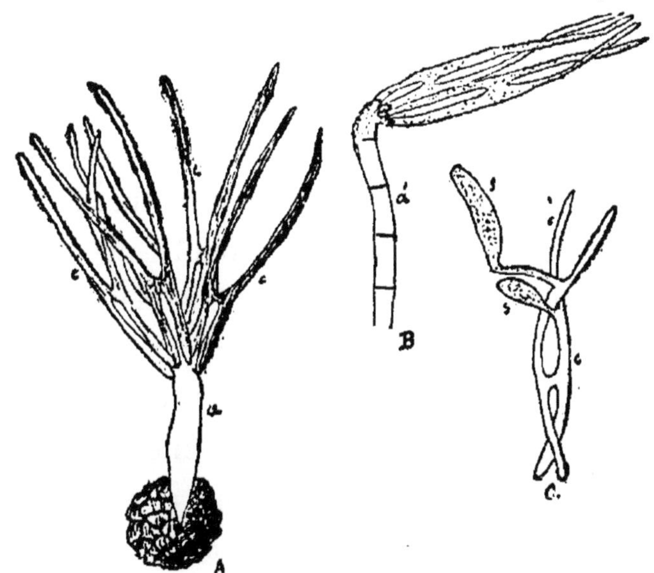

Fig. 7. — A, germinateur des spores de *Tilletia tritici* dans l'eau ; *a*, promycélium dont le protoplasme a été absorbé par la couronne de sporidies : *c*, *c*, *c*. ; B, partie supérieure d'un promycélium cloisonné, portant un verticille de sporidies au sommet ; C, couple de sporidies c, c, donnant naissance à des sporidioles *s*, *s*. (D'après De Bary).

supérieure, remplie de protoplasme, se sépare de la partie inférieure par une ou plusieurs minces cloisons transversales (fig. 7, B, a'.)

Quand le promycélium a fini de croître, son article terminal produit au sommet un verticille de 2 à 8 sporidies fusiformes, — la *couronne* de sporidies (Kühn), qui se développent aux dépens du protoplasme contenu dans le promycélium (fig. 7. A, c.). Les sporidies filiformes rarement sont isolées, le plus souvent elles sont réunies en couple de deux, au moyen de petits filaments traversaux (fig. 7, A. *c, C. c.*). Ces sporidies, réunies ou isolées, produisent de leur côté une hyphe mince à accroissement terminal, qui ne tarde pas à transformer son extrémité en un petit corps réniforme dans lequel émigre le protoplasme et qui constitue une sporidie de second ordre, ou *sporidiole* (fig. 7 C. s.). Ces corps minimes sont, naturellement, transportés bien loin par le moindre souffle du vent, et leur rôle est celui de la propagation de la maladie : tombant, en effet, sur une jeune plante nourricière, elles émettent à leur tour un tube végétatif, qui, en pénétrant cette dernière, reproduit le parasite. Si cependant elles restent pendant deux heures, tout au plus, dans une atmosphère humide, ou bien dans une goutte d'eau, elles périssent par la décomposition de leur contenu, ainsi que de leur membrane légère.

Cette manière de germination des spores constitue un autre caractère distinctif entre le *Tilletia* et les autres Ustilaginées, et spécialement le genre *Ustilago* (comparer ce qu'il a été dit plus haut).

Le *Tilletia tritici* attaque spécialement, comme il a été déjà dit, les ovaires de *Triticum durum. Tr. spelta* et de quelques graminées sauvages. Les expériences faites par

M. Gibelli[1] ont démontré que le seigle ainsi que l'*Aegylops ovata*, espèces très affines aux précédentes, sont réfractaires aux inoculations artificielles faites avec cette espèce, qui, jusqu'aujourd'hui, a été constatée en France, Italie, Belgique, Angleterre, Suisse, Autriche, Allemagne, Suède et Amérique du Nord.

2. TILLETIA LÆVIS

Kühn. in Rabh. Fung. Europ. N° 1697.

Synonymie. — 1874. *Ustilago fœtenes*. Berk. et Curt. in Grevillea. p. 57.

Exsiccata. — Rabh. Fung. Europ. 1697. — Thün. Mycoth. 113, 115. Idem. Œcon. 106.

Cette espèce n'est pas moins fréquente que la précédente, il y a même beaucoup de territoires sur lesquels elle prédomine. La carie qui attaque le blé cultivé dans les plaines de l'Emilie et de Foggia est due, principalement, d'après le prof. Gibelli, à cette espèce.

Le *Tilletia lævis* présente exactement les mêmes caractères extérieurs, la même odeur fétide, que l'espèce précédente ; il en diffère par ses spores qui sont irrégulièrement sphériques, elliptiques ou ovales, et rarement oblongues ou anguleuses, et qui mesurent 14 à 20 μ de diamètre, ou

1. Gibelli, *Le stazioni sperimentali agrarie italiane*, 1877, vol. VI, fasc. II, p. 94.

bien 17 à 23, et rarement 28 μ de longueur, sur 14 à 18 μ de largeur ; leur exospore, épaisse et brune, est parfaitement *lisse*, particularité qui, réunie aux autres caractères distinctifs, sert à reconnaître facilement l'espèce qui nous occupe de celle qui précède.

Quant à la germination de ces spores, nous ajouterons à ce qui a été dit pour le *T. tritici,* que les sporidies fusiformes, formatrices de la *couronne* promycélienne, sont plus nombreuses et plus brèves pour cette espèce.

Le *Tilletia lævis* a été observé en Italie, en France, en Angleterre, en Allemagne et près de Montevideo, dans l'Amérique du Sud, sur les ovaires de *Triticum amylei, hiberni, turgidum, monococcum, spelta.*

L'inoculation de ces deux espèces de Tilletia sur le blé réussit assez facilement. La semence de blé, saupoudrée des spores de ces deux parasites, et particulièrement de *Tillet. tritici,* produit des épis dont un tiers au moins est carié.

3. TILLETIA SECALIS

(Corda), Kühn.

Synonymie. 1848. — *Uredo secalis.* Corda in Hlubeck Œcon. Neuig. tom. 1, p. 9.
Exsiccata. — Rabh. Fung. Europ. 2191

Ce parasite, qui jusqu'aujourd'hui n'a été signalé qu'en Allemagne et en Bohême dans l'ovaire du seigle, est plus rare que les précédents ; il est par contre, à cause de sa grande persistance dans les localités qu'il attaque, plus redoutable encore. Cohn et Wiesner signalent des dégâts considérables causés par ce champignon dans la haute Silésie, près de Ratibor (1876) et dans la Moravie, près de Brunn.

Ses spores sont sphériques, ou irrégulièrement rondes et très rarement ellipsoïdes ; elles mesurent 18 à 23, et le plus souvent, 20 μ de diamètre ; leur exospore est divisée en petites aréoles et possède une couleur châtain-foncé, enfin leur mode de germination est encore très imparfaitement connu.

Conditions de développement et effets de la carie. — Les espèces de Tilletia, qui causent, par la germination de leurs spores, la *carie des céréales,* nécessitent pour leur développement, d'après Kühn[1], outre les conditions d'humidité et de chaleur nécessaires, celle de ne pas être entièrement soustraites à l'influence de l'air atmosphérique ; il en résulte que les spores profondément semées ne peuvent pas germer, mais comme elles conservent pendant plusieurs années leur faculté germinative, elles sont toujours à même de se développer une fois reconduites à la surface par les labours.

La poussière de la carie ne se dissémine pas, comme

1. Julius Kühn, *Wildwachsende Pflanzen* als Verbr. von Krankheiten unserer Kulturgewächse, 1880.

celle du charbon, à la maturité du champignon, mais elle reste au contraire renfermée dans les grains cariés, et ce n'est qu'au moment du battage, que ces grains écrasés répandent les spores sur la bonne semence.

Cette poussière doit être redoutée par les batteurs, dont elle pénètre les yeux et les poumons. Mêlée en grande quantité au pain, elle produit des dérangements dans l'organisme, mal connus, auxquels les médecins donnent le nom collectif de *morbus cerealis*. En tout cas, les semences, après le battage et la ventilation, opérations qui précèdent la mouture, sont rarement assez altérées pour provoquer ces affections. Il convient de nettoyer les céréales avec soin avant de les réduire en farine, ce qu'on fait dans les moulins au moyen d'appareils spéciaux[1].

Les dommages causés par la carie peuvent être considérables. M. Wolff a vu, aux environs de Halle, dans le fertile territoire de Ratisbonne, des champs, dans lesquels le tiers et jusqu'à la moitié de la récolte était détruite par le *Tilletia tritici*. Pendant les années 1878, 1879, exceptionnellement humides, les côtes de la péninsule italienne souffrirent des graves effets causés par les deux *Tilletias*. Heureusement, ces dommages peuvent être atténués par des traitements bien conduits.

Voy. J. Buchard, *Le Matériel agricole*, machines, instruments, chap. III, appareils de nettoyage. Paris, 1891.

C. Genre *Urocystis*

Rabh.

Ce genre, dont on connaît aujourd'hui à peine 25 espèces, ne nous intéresse que pour un seul de ses représentants, qui attaque quelques-unes de nos céréales et qui se fait remarquer surtout pour les dommages qu'il cause au seigle. Quant aux autres espèces, quelques-unes, mal déterminées, nuisent à nos graminées fourragères, et l'*Urocystis cepulae* cause des ravages considérables à la culture de l'oignon. Ce nuisible parasite, constaté d'abord en Amérique, où il occasionne des pertes énormes, a été, depuis 1876, signalé en France par M. Cornu ; il y a pris ces dernières années un développement considérable. La région des Ardennes semble particulièrement infestée.

Le genre *Urocystis* se distingue facilement des précédents par le mode de germination et la forme de ses spores, qui portent des appendices particuliers, très caractéristiques.

1. UROCYSTIS OCCULTA

(Wallr.) Rabenh. in Herb. Myc.

(*Charbon des tiges de seigle.*)

Synonymie. 1824. — *Uredo parallela*. Berk. in Smith. Engl. Flora, V. 2, p. 375.

1833. — *Erysibe occulta*. Wallr. Flora Crypt. Germ. II, p. 212.

1836. — *Uredo Agropyri*. Preuss. in Sturm's Deutsch. Flora, III, vol. 6.

1845. — *Uredo occulta*. Rabh. in Deutsch. Krypt. Flora I, p. 5.
1846. — *Polycystis Pompholygodes*. Lév. in Ann. Sc. Nat. 3 sér. V. 5, p. 290.
1850. — *Polycystis Parallela*. Berk. et Br. in Ann. and Magaz. of. Nat. Hist.
1852. — *Polycystis occulta*. Schlechtd. in Bot. Zeit. p. 602.
185 . — *Tecaphora occulta*. Desmaz. in Plant. crypt. de France, 653.
1869. — *Urocystis parallela*. Fischer. in Pringsheim's Jarhb. VIII, p. 107.
1874. — *Urocystis Preussii*. Kühn in Rab. Fung. Eur. 1898.
1876. — *Urocystis Ulii Magnus* in Rab. Fung. Eur. 2390.
1877. — *Urocystis tritici*. Kornick. in Hedwig. p. 38.

Exsiccata. — Desmaz. Cryptog. de France. 653. Fuckel. Fungi. Rhen. 256, 1538, 2306. Rabh. Herb. Myc. 393. Idem. Fung. Europ. 1790, 1898, 2390. Thüm. Mycoth. 139, 419. Id. Fung. Austr. 625, 1229.

Cette espèce attaque, dans nos régions, particulièrement le chaume de seigle, et produit l'affection connue sous le nom de *charbon des tiges de seigle*.

Cette maladie, si elle ne se présente pas avec la même fréquence que le *charbon des céréales*, peut cependant produire dans certaines conditions des dégâts considérables. En Europe ce champignon attaque, à côté du seigle, l'*orge* et l'*ivraie*; tandis qu'en Australie il étend ses ravages sur le *blé*, le *paturin*, le *vulpin des prés*, etc. Des expériences faites par M. Wolf, en 1873, semblent confirmer que les tubes germinatifs de ses spores sont capables de pénétrer les plantules du blé, même dans nos climats.

Caractères extérieurs de la maladie. — L'*Urocystis occulta* sporifie sur les lames et les gaînes foliaires, ainsi que sur les chaumes des céréales mentionnées, en déformant et torturant d'une façon étrange les extrémités des tiges en même temps que les épis qui périssent entièrement.

Extérieurement la maladie se manifeste en forme de longues stries charbonneuses, interposées aux faisceaux fibro-vasculaires, d'abord blanchâtres, puis, quand les spores sont mûres, brunes ou noires.

Ordinairement le champignon limite ses attaques à la partie inférieure du chaume, et empêche généralement la formation de l'épi ; il n'est pas très rare cependant de voir le rachis, les glumes, et même la graine attaqués par le parasite.

Chaque pied malade présente le champignon sous différents états de développement : c'est ainsi que l'inflorescence et les parties supérieures du chaume peuvent être déjà transformées en une matière noire, en même temps que les stries sporifères des feuilles ou des gaînes foliaires apparaissent encore blanchâtres ou légèrement bleuâtres.

Les spores, étroitement serrées les unes contre les autres, soulèvent et lacèrent l'épiderme de la plante à leur maturité, et se laissent enlever par un léger souffle, ou entraîner par les eaux de pluie.

ÉTUDE BOTANIQUE DU CHAMPIGNON. — Le microscope relève dans la poussière noire des stries une infinité de corps reproducteurs d'une forme tout à fait caractéristique pour les champignons de ce genre. Les spores, en effet, de ces derniers, au lieu de se présenter sous la forme de cellules séparées, comme c'est le cas des autres Ustilaginées, se groupent solidement pour former des amas pluricellulaires de deux, trois ou quatre spores colorées en brun foncé, possédant un contour irrégulièrement rond sur lequel adhèrent des appendices qui ont eux-mêmes l'apparence des spores, mais qui, cependant, plus petits, plus clairs, à membrane plus mince et dépourvus de contenu protoplasmique, sont dénués de toute faculté germinative (fig. 8. A. et B.).

Les glomerules des spores, qui peuvent être sphériques ou ellipsoïdes, et quelquefois dépourvus d'appendices, mesurent 17 à 24 μ de longueur sur 15 à 20 μ de largeur. Les vraies spores sont sphériques-aplaties : elles possèdent une exospore lisse, fortement colorée et difficilement délimitée du contenu protoplasmique ; elles mesurent 12 à 18 μ de diamètre, tandis que les appendices périphériques, qui ont aussi la même forme, ne surpassent pas les 4 à 6 μ.

Dans une goutte d'eau ces spores germent seulement après trois jours, en émettant à travers leur exospore fendue un promycélium qui atteint une longueur à peu près égale à leur diamètre. Ce tube promycélien arrivé à son complet développement produit au sommet un verticille de deux à six sporidies baccilaires, qui absorbent tout le contenu protoplasmique du promycélium, et s'en séparent au moyen d'une mince cloison transversale (fig. 8. B).

Les extrémités de ces sporidies s'unissent rarement en couples, comme il arrive pour le *Tilletia*, et dans la plupart des cas elles sont divergentes. Leurs parties inférieures restent adhérentes au promycélium hyalin.

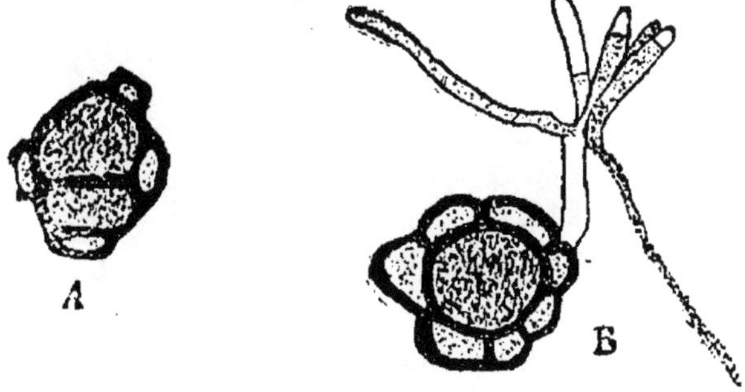

Fig. 8. — A, spore d'*Urocystis occulta* ; B, idem en germination, deux sporidies émettant leurs petits tubes de germination. (Grossis. 600 diam. D'après Wolf.)

Chacune de ces sporidies émet un tube germinatif d'une médiocre épaisseur, qui se détache facilement par le mouvement de l'air, et est emporté par le vent. En cultivant les spores du champignon en question sur des porte-objets, on ne va pas plus loin dans le développement des tubes germinatifs. Pour suivre leur développement ultérieur et la formation des spores, il faut examiner l'intérieur et les stries blanchâtres des plantes infectées.

La formation des spores, que les jeunes stries permettent de suivre pas à pas, s'accomplit d'une façon tout à fait différente de celle des autres Ustilaginées que nous avons étudiées jusqu'ici. A peine, en effet, le mycélium végétatif intercellulaire donne-t-il naissance aux hyphes sporigènes riches en protoplasme, que celles-ci émettent de tous côtés un grand nombre de rameaux, d'une épaisseur variable, qui

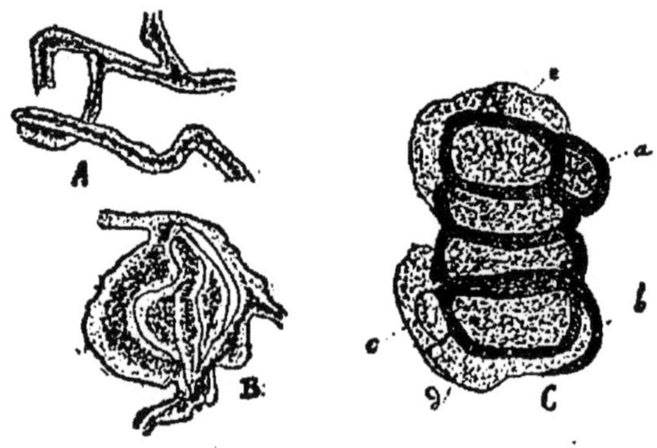

Fig. 9. — A, commencement de l'anastomose des hyphes sporifères; B, un jeune peloton de spores formé par le gonflement de l'extrémité des anastomoses ; C, spore presque mûre d'*Urocystis occulta*, *a* et *b* : appendices sporiformes déjà formés, *c*, *d*, *e* : idem, en voie de formation. (D'après Wolf.)

s'anastomosent entre eux (fig. 9. A). Le protoplasme des hyphes se rend alors à l'extrémité de ces anastomoses, qui, par suite d'un accroissement actif, se gonflent et forment des espèces de pelotons, où le protoplasme est granuleux et les contours membraneux des hyphes formatrices pendant longtemps reconnaissables (fig. 9. B). Dans un état successif de développement toutes ces membranes se resorbent et la partie interne du gonflement paraît homogène. Une membrane cellulosique ne tarde pas à envelopper ce peloton et le diviser par des radiations internes à un certain nombre de portions adhérentes entre elles, dont l'ensemble forme le glomérule de vraies spores. Après cela, ce dernier se sépare des hyphes formatrices au moyen d'une membrane, en même temps que son exospore épaissit et devient brun ; c'est alors que la formation des appendices sporiformes commence. Ceux-ci sont en nombre variable et adhérent fortement sur le jeune peloton.

Ce champignon, qui jusqu'aujourd'hui ne paraît pas funeste, se plaît beaucoup dans l'humidité. Dans le cas d'une invasion intense, la rotation des cultures et le traitement des semences ne sauraient être trop recommandés.

PÉNÉTRATION DES GERMES DES USTILAGINÉES.

Dans les chapitres qui précèdent, nous avons eu l'occasion de traiter le *processus* de la formation et de la germination des spores pour les principales espèces. Il nous reste maintenant à examiner la manière dont elles pénètrent et envahissent la plante hospitalière. Les différentes espèces en question présentent tellement d'analogies à ce point de vue, qu'on peut, sans inconvénient, les étudier en commun.

L'obscurité a régné jusqu'en ces derniers temps autour de ces importantes questions. Les germes de beaucoup d'Ustilaginées demandent un temps considérable, plusieurs semaines, même des mois pour germer dans l'eau, et, d'autre part, pour obtenir la reproduction de la maladie, il faut inoculer la plante nourricière lorsqu'elle se trouve dans une période donnée de son développement.

Cependant, grâce aux travaux de MM. Kühn, de Bary, Hoffmann, Brefeld, etc., on sait aujourd'hui la façon dont les germes des principaux de ces entophytes pénètrent dans la plante. Il ne serait même pas téméraire d'avancer que toutes les Ustilaginées herbicoles présentent des phénomènes analogues à ceux étudiés jusqu'ici.

Pour observer le mode de pénétration de ces germes, il faut, on le comprend, infecter la plante hospitalière dans un moment donné de son développement. Et puisque les *sporidies* seuls sont destinées à opérer cette pénétration, il faut inoculer la plante avec des sporidies.

Dans ces expériences d'infection nous suivrons les travaux récents de M. Brefeld[1], qui nous paraissent les plus conformes aux progrès de la science, et nous indiquerons, en passant, les principales observations des autres auteurs.

M. Brefeld procédait dans ses observations en cultivant d'abord, à l'aide de liquides nourriciers artificiels placés en couche de faible épaisseur, dans des vases de grand diamètre, les spores des *Ustilago* sur lesquels devait porter l'expérience. Il obtenait ainsi des cultures pures de tout autre organisme, et réunissait le dépôt de toutes les cul-

1. Brefeld, *Neue Untersüchungen*, etc., *loc. cit.*

tures formé par des millions de sporidies en pleine germination et dilué avec une quantité d'eau convenable, dans un pulvérisateur. D'autre part, des graines de blé, d'orge, de seigle, d'avoine, de maïs à divers états de germination ou de dévelopement, préalablement disposées dans des caisses de fer-blanc sur la terre humide, étaient destinées à l'infection. Pour cela Brefeld les aspergeait à l'aide du pulvérisateur de façon à les recouvrir, soit en totalité, soit en partie, — en protégeant avec du sable le reste de la plante, — par les fines goutelettes du liquide pulvérisé, chacune desquelles renfermait plusieurs sporidies. Les caisses, fermées pendant quelques jours pour garder l'humidité, étaient ensuite ouvertes et exposées au dehors pour permettre aux plantes de se développer librement et normalement jusqu'au moment de la fructification. Le charbon alors ne manquait pas de s'y développer sur les épis, tandis qu'un lot de plantes semblables à celles qui avaient reçu la pulvérisation, à chaque essai gardé comme témoin, ne présentait jamais de traces de ce mal.

Brefeld a varié ses essais successivement sur des plantes à tous les stades les plus divers de leur développement, soit avec des sporidies jeunes, soit avec des sporidies cultivées pendant dix mois. Il a aussi changé le milieu d'infection : au lieu d'asperger directement les jeunes plantes avec des gouttes d'eau contenant en suspension un grand nombre de sporidies, il infectait de la même façon la terre, dans laquelle il faisait germer ensuite les différentes graines.

Enfin dans d'autres essais, il mélangeait cette terre infectée avec du fumier frais. Chaque essai a porté sur plusieurs centaines de graines ou jeunes plantes en germination.

Les résultats de ces essais sur l'avoine avec l'*Ustilago segetum* sont résumés par Brefeld à peu près dans ces termes : l'infection est d'autant plus difficile que la germination de l'avoine est plus avancée : tandis, par exemple, que pour les graines où l'embryon vient à peine de sortir l'infection arrive jusqu'à 20 0/0, pour les plantules de deux centimètres de hauteur, la proportion baisse à 2 0/0 ; dans un degré plus avancé de développement, l'infection n'a plus lieu. Dans la terre affectée de sporidies les plantes attaquées ne dépassaient pas 4 à 5 0/0, tandis que dans celle infectée et mélangée à du fumier frais de cheval, l'infection atteignait le chiffre de 46 0/0. Les essais d'infection tentés à l'aide de sporidies arrivées après dix mois de culture à leur millième génération, n'ont donné aucun résultat.

[Une autre observation de l'auteur fait ressortir encore d'une manière frappante l'influence du fumier frais. D'après lui, le fumier frais de cheval ou de porc renferme souvent des graines d'avoine et d'orge qui ont échappé à la mastication et ont germé ensuite. Or, la plus grande partie de ces germinations naturelles, qu'on rencontre du reste très fréquemment au milieu du fumier frais, dans des champs de différentes cultures (betterave, etc.), sont atteintes de charbon.]

On conçoit facilement de quelle façon ces conditions se produisent en plein champ pour toutes les Ustilaginées. L'aspersion, par exemple, des jeunes plantules en divers états de développement, avec des *sporidies* d'une Ustilaginée quelconque, représenterait ce qui se passe dans la nature, lorsque les spores du charbon ou de la carie adhèrent aux semences et germent plus ou moins vite, selon les conditions du milieu, à côté d'elles. La formation de leurs sporidies coïncide avec différents états de la germination de ces semences. Moins celle-ci est avancée, plus les effets de la formation de sporidies se font ressentir.

Les lots de la terre ensemencés de sporidies, avec ou sans fumier frais, imiteraient les champs infectés préalablement par des récoltes atteintes de charbon, et destinés à recevoir de nouvelles semences, accompagnées ou non de fumures fraîches. Enfin les essais d'infection avec des sporidies provenant de plusieurs générations se réaliseraient dans les fumures avec du fumier depuis longtemps infecté de spores d'Ustilaginées, mais où les sporidies en germe ont pu prolonger leur existence à travers un très grand nombre de générations.

Quant à la façon dont les germes du parasite s'introduisent dans l'intérieur de leur hôte, elle est sensiblement la même pour les *Ustilago segetum, panici-miliacei, cruenta,* pour les deux espèces de *Tilletia* et pour l'*Urocystis occulta*.

C'est par la jeune feuille extérieure (gaîne) du premier

bouton végétal, ou par une région très limitée de la jeune plante, située au-dessus des premières racines, que les tubes germinatifs des sporidies pénètrent dans la plante nourricière. Dans tous les cas, l'extrémité de ces tubes adhère fortement sur l'épiderme des tissus externes, et au moyen d'un fin prolongement, elle traverse les parois extérieures de l'épiderme en dissolvant la cuticule et les couches les plus externes de la membrane cellulaire, et elle s'allonge en une hyphe, qui s'épaissit et se ramifie dans la cellule épidermique.

La marche des ramifications de ce mycélium est différente, selon que la pénétration a eu lieu dans la jeune gaîne foliaire, ou bien dans la région située au-dessus des premières racines[1]. Dans le premier cas, elles traversent les cellules et les méats intercellulaires de la gaîne pour arriver jusqu'à sa face interne. Or, on sait que cette première gaîne foliaire des graminées enveloppe étroitement, quand la plante est jeune, un certain nombre de feuilles, qui sont enroulées dans son intérieur, et qui, quelque temps après, s'allongent et sortent de cette enveloppe. C'est en ce moment que le mycélium, traversant entièrement la gaîne, attaque et traverse la première feuille qui lui succède, et, chemin faisant à travers les feuilles suivantes, finit par atteindre la partie la plus interne ou le point végétatif de la tige.

1. Wolf, *Krankheiten der landwirtschaftlichen Nutzpflanzen*, etc., loc. cit.

Dans le second cas, c'est-à-dire quand les tubes germinatifs attaquent la partie de la plante située au-dessus des premières racines, la marche du mycélium à travers les organes de la jeune plantule est, naturellement, beaucoup plus simple.

Le mycélium, arrivé ainsi, d'une façon ou d'une autre, au point végétatif de la tige, y reste en état latent jusqu'à l'époque de la floraison. C'est là, pour ainsi dire, la période d'incubation de la maladie. A l'époque de la floraison il se développe rapidement dans l'épi et vient s'épanouir dans les ovaires qu'il gonfle et fait éclater en formant, nous avons vu comment, cette poussière brune, le charbon, qui est constituée uniquement par les spores du parasite.

On peut reproduire et suivre tous ces phénomènes de pénétration, en ensemençant convenablement des sporidies en germination sur les régions limitées qui, seules, permettent l'infection de la jeune plante. Si, en effet, des sporidies en bon état sont déposées sur des parties encore très jeunes de la plantule, en dehors des points indiqués, leurs filaments-germes pénètrent jusqu'à une certaine profondeur dans les tissus, mais ils ne tardent pas à s'atrophier. Enfin pour peu que les parties du végétal sur lesquelles les sporidies ont été déposées par la pulvérisation soient un peu âgées, les filaments de ces sporidies sont incapables de pénétrer dans leur intérieur. La plante ne peut donc être infectée que dans son très jeune âge et encore dans des parties très limitées de sa surface.

Les choses cependant ne se passent pas ainsi dans le charbon du maïs causé par l'*Ustilago maydis,* ainsi qu'on va le voir.

Une première série d'expériences faites en 1885, à l'aide de plusieurs centaines de graines de maïs traitées, à différentes périodes de la germination, par la pulvérisation, a donné l'idée à M. Brefeld, surtout à cause du petit nombre de plantes sur lesquelles les tumeurs charbonneuses se sont développées, que l'infection du maïs, contrairement à celle des espèces déjà mentionnées, peut avoir lieu par plusieurs points de sa surface. Une année plus tard M. Brefeld démontrait, par des expériences concluantes, l'exactitude de sa supposition : Au fond des bourgeons terminaux de plusieurs jeunes plantes de maïs, dont la plupart s'élevaient à environ un pied de hauteur, fut déposée une bonne quantité de liquide infectieux, à l'aide d'un pulvérisateur. A la suite de l'opération et pendant les dix jours suivants il ne se passa rien d'anormal ; mais, le douzième jour, apparut au fond des bourgeons une décoloration qui s'élevait sur les feuilles et qui devenait de plus en plus visible. Elle était provoquée par le développement d'un mycélium abondant et entrecroisé dans toutes les directions. Pendant une nouvelle semaine l'accroissement général de la plante marchait avec une grande rapidité, en même temps que le mycélium donnait naissance à des tumeurs charbonneuses, qui ne tardèrent pas à atteindre tout leur développement. Le nombre et la grosseur de ces derniers dépassaient tout ce qu'on a jamais pu voir en ce genre. Toutes les feuilles en étaient couvertes et rendues méconnaissables, et de chaque point des tiges s'élevaient d'énormes masses de formes les plus extraordinaires ; les plantes tout entières se trouvaient ainsi tordues, déformées, défigurées d'une façon effrayante.

De toutes les plantes, plus de cent, soumises à la pulvérisation, aucune n'avait échappé à la maladie après quatre semaines. Mais les plantes les plus jeunes avaient le plus souffert et la plupart, entièrement dégénérées, ne tardèrent pas à périr. Chez les plantes, au contraire, qui étaient les plus développées au moment de l'infection, la maladie resta localisée dans la partie supérieure ; les feuilles inférieures déjà développées y échappèrent, et, grâce à elles, les plantes en question se développèrent d'une façon normale et livrèrent encore, en automne, un bon nombre d'épis couverts de graines en parfait état.

Mais non seulement les feuilles et la tige, mais encore les jeunes racines et les fleurs mâles et femelles, se montrèrent susceptibles de cette dégénérescence, toutes les fois que le liquide infectieux les atteignait.

Il s'ensuit donc que l'*Ustilago maydis,* contrairement aux autres Ustilaginées déjà citées, infecte la plante de maïs en pénétrant non pas par quelques points de la surface et pendant sa germination, mais par tous les points, par tous ses organes, pourvu que ces derniers ne soient pas trop développés.

Enfin un fait caractéristique pour ces *parasites anthracogènes*[1], est celui qui résulte de leur mode spécial de développement : une plante attaquée par le charbon ne peut pas communiquer le mal à ses congénères de la même récolte ; ce n'est que la génération suivante qui en ressentira les effets au moment de la germination. C'est là un caractère d'invasion qui distingue nettement le charbon et la carie de la rouille et du meunier blanc, car, ainsi que nous le verrons par la suite, une plante attaquée par la rouille ou le meunier devient un vrai foyer d'infection pour ses voisines.

MOYENS DE DÉFENSE ET TRAITEMENT

MOYENS DE DÉFENSE.

L'étude relativement détaillée que nous venons de faire pour les différentes espèces *anthracogènes* facilitera beaucoup l'explication des moyens auxquels il faut recourir pour les éviter.

Par ce qui précède, nous avons pu nous persuader que c'est à ces êtres microscopiques, simples de texture, que les ravages considérables sont toujours dus.

Ces organismes doivent à la simplicité de leur structure, à une grande connexité entre les fonctions de nutrition et

1. Sous le nom d'*anthracogènes* (ἄνθραξ = charbon et γεννῶ = engendrer) nous comprendrons les Ustilaginées qui causent le charbon et la carie des céréales.

de génération, de se multiplier à l'infini en un temps très court. Est-ce là une raison pour se décourager dans la lutte ? La réponse est négative ; il n'en pouvait être autrement pour des maladies pour lesquelles, outre les moyens de défense, consistant à atténuer le mal par des pratiques culturales bien comprises, les traitements, ayant pour but, comme nous verrons par la suite, de détruire les spores du parasite et d'éviter leur ensemencement dans les champs avec les semences, ne manquent pas. Ce n'est malheureusement pas pour toutes les maladies qui vont suivre, que nous aurons à enregistrer des traitements de la sorte.

Beaucoup d'Ustilaginées (genres *Ustilago* et *Urocystis*) répandent dans les champs leurs spores au moment de leur maturité, et deviennent par là une source d'infection pour les semis ultérieurs.

C'est là un point à examiner en premier lieu.

Avec les moyens préventifs efficaces dont on dispose aujourd'hui, l'apport des spores du charbon dans les champs avec les semences devient presque impossible. Mais il y a encore autre chose avec lequel il faut compter : ce sont les agents extérieurs qu'on a toujours à craindre, comme servant de véhicule aux germes de ces infiniment petits. Tout champ est, par conséquent, exposé à leurs attaques, u'une mauvaise culture contribue à rendre plus sensibles, et voici comment : L'humidité, nous l'avons vu, est tout à fait nécessaire à la germination des Ustilaginées ; deux espèces de *Tilletia* et l'*Urocystis* peuvent même développer leur mycélium tout en étant submergés dans l'eau. Donc un excès d'humidité ne fera que favoriser le développement de ces cryptogames, tout en nuisant à celui des céréales. On sait que, dans un terrain sursaturé d'eau, les jeunes graminées d'automne ou de printemps, après avoir montré beaucoup de vigueur pendant les premiers jours de leur développement, s'arrêtent tout d'un coup et assez longuement dans leur croissance. C'est précisément pendant cette période de repos que les infections sont le plus à craindre.

L'agriculteur doit donc concentrer tous ses soins pour réagir contre cette dernière période, et atténuer le mal, en employant *des semences précoces en automne, en excitant la rapide croissance des plantules par des engrais convenables, et en assainissant ses champs au moyen de drainages opportuns.*

Mais ce n'est pas tout.

En étudiant les intéressantes recherches de M. Brefeld sur la culture des spores des Ustilaginées, nous avons fait pressentir les dangers qu'on risque en apportant du fumier frais sur un champ à blé, soit parce que ce fumier même est déjà infecté par l'emploi des chaumes charbonneux comme litière ou comme nourriture des animaux, soit parce qu'il favorise d'une façon extraordinaire, une fois dans le champ, le développement des spores déjà existantes. Et si les choses se passaient dans la nature comme dans les cultures sous verre, il serait étonnant si une seule plante échappait à ce danger. Heureusement il n'en est pas ainsi. Ce développement illimité des cultures artificielles se trouve subordonné dans la nature par la lutte pour la vie. Dans le premier cas on a pris toutes ses précautions pour avoir des cultures pures, un développement au-dessus de toute imagination en a suivi. Qu'on laisse envahir ces cultures, en les découvrant, par les moisissures : une lutte entre les deux espèces empêchera leur développement simultané à outrance. Dans le cas du fumier une foule d'autres saprophytes viennent unir leurs effets à ceux des moisissures, toujours aux dépens du développement des Ustilaginées. Tout de même, il faut qu'un très grand nombre encore d'entre elles parvienne à germer, pour produire des effets aussi funestes que ceux rapportés par M. Brefeld.

On ne saurait, par conséquent, trop recommander *de ne jamais apporter du fumier frais sur les champs destinés à l'ensemencement des céréales.*

Un dernier point à noter, avant de parler du traitement, est celui touchant la rotation des cultures. Les organes reproducteurs de beaucoup d'Ustilaginées conservent leur vitalité pendant plusieurs années, comme nous avons eu l'occasion de le voir. Il serait donc prudent de ne faire succéder à une céréale charbonneuse une de ses congénères, attaquable par la même espèce de champignon, qu'après un certain nombre d'années. Cependant, les expériences de M. Brefeld, répétées par d'autres expérimentateurs, tendent à démontrer la diversité de quelques espèces, considérées jusqu'aujourd'hui comme identiques, mais sévissant sur des céréales différentes [1]. C'est là un point très important pour la pratique agricole que nous signalons sans y insister, car les expériences suivies, que nous recommandons vivement à nos lecteurs, manquent à ce sujet. (Voir p. 49 ce qui a été dit à propos de l'*Ust. segetum*).

TRAITEMENTS.

Un bon système de culture, un bon choix et un enfouissement assez profond de semences, et une infinité d'autres préservatifs qui apparaissent au cultivateur prévoyant, suivant les circonstances, atténuent certainement les chances de développement des germes morbides ; mais ils restent tout à fait insuffisants, s'ils ne sont pas précédés par la caustication des semences.

Les Fellahs (paysans égyptiens) et les noirs d'Afrique, depuis l'antiquité, soumettent les semences du sorgho à un flambage de paille, pour prévenir le charbon des panicules si redouté par eux sous le nom de *homari*. Sans le savoir, avec ce rapide flambage ils tuent une bonne partie des spores adhérentes à l'enveloppe des grains.

L'agriculteur européen s'est d'abord spécialement occupé du traitement de la carie, la plus funeste des maladies du

1. M. Pasteur fut aussi amené à diviser en plusieurs espèces des affections charbonneuses des animaux qui paraissaient identiques.

blé, et il a plus tard généralisé sur toutes les autres Ustilaginées des céréales. C'est ainsi qu'Olivier de Serres proposa, le premier, de tremper les grains cariés dans l'urine avant de les semer. Après lui M. Tull[1], au commencement du dernier siècle, recommanda le *chaulage* pour garantir les semences du *Blé noir*. Ce chaulage, conseillé par M. Tull, consistait à arroser les grains avec une forte saumure de sel marin, à les saupoudrer d'une chaux vive bien pulvérisée, et à bien remuer ensuite pour que tous se ressentent également du mélange.

M. Tillet fut aussi le premier à employer la lessive des cendres[2] avec des résultats satisfaisants, et à attirer, avec Tessier, l'attention des cultivateurs sur la nécessité de soumettre leurs semences à quelques opérations préservatrices. Après lui, d'autres procédés purement physiques ou mécaniques (lavages, frictions, vannages, criblages, etc.), peu ou point pratiques et encore moins efficaces, ont été proposés. N'y insistons pas, et hâtons-nous de reconnaître que B. Prevost conçut le premier l'idée de traiter les semences avec du sulfate de cuivre, ayant remarqué le bon état des récoltes d'un cultivateur de Montauban, qui chaulait ses semences dans un chaudron couvert de vert-de-gris.

1. Cet auteur anglais est cité par M. Duhamel dans son *Traité de la culture des terres*.

2. Tillet, *Suite des expériences et réflexions*, etc., *loc. cit.*, p. 10 et 41.

Mathieu de Dombasle préconisa le sulfatage au sulfate de soude, comme ayant l'avantage d'être aussi efficace que le sulfate de cuivre, sans nuire à la végétation des grains, et un grand nombre d'autres agronomes proposèrent à leur tour d'autres corps chimiques, plus ou moins efficaces, tels que le sulfate de fer, le sulfate de zinc, l'acide sulfurique, l'acide arsénieux, etc.

Nous allons examiner les principaux corps proposés pour le traitement des grains, et indiquer le mode de leur emploi.

Commençons par la chaux.

I. — Chaux.

Tout le monde connaît la nature de la chaux. Au point de vue chimique c'est un oxyde de calcium (CaO), anhydre, si la chaux est *vive,* hydraté (CaO, H^2O), si elle est *éteinte.* Dans ce dernier cas elle contient 30 pour 100 de son poids d'eau.

Quand elle est anhydre sa composition est de :

71,43	de Calcium (Ca).
28,57	d' oxygène (o).
100,00	

Elle est très peu soluble dans l'eau. Celle-ci en dissout à peine 1,4 pour 0/00, quand elle est froide, et moins d'1 pour 0/00, quand elle est chaude. Voici, du reste, les degrés de sa solubilité selon la température de l'eau, d'après le professeur Pollaci.

Température cent°		Chaux dissoute dans 1000 p. d'eau.
A	0°	1,381.
A	10°	1,342.
A	15°	1,299.
A	30°	1,162.
A	45°	1,005.
A	60°	0,864.
A	100°	0,576.

Le reste demeure en suspension et donne au liquide cette apparence laiteuse qui lui a valu le nom de *Lait de chaux*.

Le lait de chaux a une réaction fortement alcaline, qu'il conserve (d'après les expériences de M. Polacci), malgré la facilité avec laquelle il absorbe l'acide carbonique de l'air et forme du carbonate de chaux, pendant bien plus de 40 jours. C'est précisément à cette propriété alcaline qu'est due son action parasiticide.

La chaux est très caustique en général, mais elle n'attaque pas la cellulose, puisque celle-ci resiste aux alcalis. C'est pour cela, peut-être, qu'on peut augmenter impunément le titre du lait de chaux pour le traitement des semences.

La chaux est encore employée dans un assez grand nombre de fermes sous forme de *lait de chaux* ou de *chaux en poudre* jetée sur le grain mouillé. C'était ce que l'on connaissait le mieux au commencement du siècle, aussi le procédé fut-il recommandé officiellement par le gouvernement.

La chaux perdit de sa renommée lorsque Mathieu de Dombasle, Philippar et Girardin eurent publié des échecs éprouvés avec du blé chaulé.

D'après Philippar[1], la chaux employée seule n'a pas toujours l'action désirable. Cet auteur trouve dans une de ses expériences « qu'avec la chaux employée par aspersion, « comme on le pratique dans un grand nombre d'exploi- « tations agricoles, il s'est trouvé encore 260 épis cariés sur « 1000. Les grains avaient été néanmoins bien mélangés « avec le lait de chaux, en sorte qu'ils en étaient tous « exactement enduits. »

Girardin a trouvé 112 épis cariés sur 1,000 avec un blé qui avait plongé pendant 24 heures dans un liquide renfermant 10 kil. de chaux par hectolitre d'eau.

L'inefficacité du lait de chaux peut être attribuée en partie aux poils de l'extrémité du grain qui s'opposent à la pénétration de la poudre ou d'un liquide laiteux. Peut-être encore la grosse exospore des Ustilaginées, étant de nature cellulosique, oppose une certaine résistance à l'action alcaline de la chaux. Bien souvent aussi la qualité de la matière première influe beaucoup sur l'efficacité du traitement. En effet, selon que la chaux est plus ou moins vieille ou plus ou moins pure, son action diffère sensiblement;

1. Philippar, *Traité de la carie*, 1837.

elle atteint son maximum quand elle est pure et récemment éteinte.

En tout cas son efficacité est contestée et son emploi seul n'est pas à conseiller, surtout aujourd'hui qu'on trouve dans le commerce d'autres parasiticides, comme le sulfate de cuivre, d'un prix assez bas et d'une efficacité incontestable.

Néanmoins la même chaux associée à d'autres corps, tels que le sel marin et le sulfate de soude, peut amener à des résultats satisfaisants.

II. — Sulfate de soude.

Le sulfate de soude, comme le sulfate de cuivre, est un sel métallique. On le trouve, depuis quelques années, à l'état naturel en Espagne, et on le prépare artificiellement, en décomposant le chlorure de sodium (sel marin) par l'acide sulfurique. Ce sel cristallise en prismes rhomboïdaux droits d'un aspect magnifique, qui l'a fait appeler autrefois *sel admirable de Glauber*. Le sulfate de soude est soluble dans l'eau. Le trait le plus saillant de l'histoire de ce sel se rattache à sa solubilité. En effet, tandis que 100 parties d'eau à 32°,7 en dissolvent 50,65, elles n'en dissolvent que 42,65 à 103° : si bien qu'à partir de 0° jusqu'à 33° la solubilité croît avec la température, ensuite elle décroît, bien que la température continue à augmenter.

C'est Mathieu de Dombasle, qui, après plusieurs années

d'expériences, donna, le premier, une formule de traitement consistant à l'association du sulfate de soude et de la chaux, qu'il crut pouvoir nommer *préservatif absolu*. Dans ces expériences il avait d'abord employé la chaux et le sel marin, et laissait macérer le blé pendant 24 heures. Ce procédé, qui ne manque pas d'efficacité, présente beaucoup d'inconvénients pour l'immersion prolongée ; Mathieu de Dombasle lui substitua l'aspersion et remplaça avantageusement le sel marin par le sulfate de soude.

La réelle supériorité de ce procédé fit alors un certain bruit.

Voici, du reste, en quoi consiste ce procédé :

On fait dissoudre 8 kilogr. de sulfate de soude dans 1 hectol. d'eau ; on répand sur le plancher d'une pièce à sol étanche 1 hectol. de froment et on arrose le tas avec la solution en pelletant jusqu'à ce que tous les grains soient bien humectés. Un hectol. de blé absorbe 6 à 8 litres de cette dissolution. On prend alors de la chaux en poudre, que l'on va éteindre par une immersion de quelques secondes dans l'eau, et on saupoudre la masse du blé, toujours soumis au brassage, jusqu'à ce que tous les grains soient exactement couverts de chaux ; ce qui exige environ 2 kilog. de cette substance.

L'opération est terminée et elle n'a duré que quelques minutes. Le froment ainsi traité se sèche vite et se conserve pendant plusieurs jours. Il paraît que son action est certaine et très énergique. M. E. Héquet d'Herval, entre autres, rapporte dans le *Journal d'agriculture pratique*[1] avoir obtenu pendant 40 ans un succès complet dans l'emploi simultané du sulfate de soude et de la chaux.

M. le Dr Comes, qui préconise aussi ce procédé, opère par immersion de la façon suivante : il fait verser les semences dans une solution concentrée de sulfate de soude (on verse du sulfate de soude dans de l'eau, jusqu'à s'approcher de sa saturation), de manière qu'elles soient parfaitement recouvertes, il y ajoute du lait de chaux, et il fait brasser le tout pendant deux heures. Après cela il fait décanter le liquide qui peut servir pour d'autres traitements, tandis que les semences, séchées à l'air, peuvent être confiées au terrain.

Pour beaucoup de personnes, l'efficacité de ce traitement consiste dans l'action de la soude, qui est mise en liberté par l'addition de la chaux.

S'il en était ainsi on pourrait arriver au même résultat en traitant tout simplement la semence avec une solution de *soude* à 2 ou 3 p. 0/0.

Quoi qu'il en soit, le sulfatage Dombasle doit être vivement recommandé, comme étant, après le sulfatage au sulfate de cuivre, un des procédés les plus efficaces pour la caustication des grains. Il serait même à souhaiter que son emploi, en se généralisant, remplace celui de certains

1. *Journal d'Agriculture pratique* de E. Lecouteux, Année 1881, t. I, p. 361.

autres ingrédients d'une efficacité assez douteuse. En tout cas, il est important de rappeler que, pour que la chaux produise un effet utile, elle doit être d'une bonne qualité et récemment éteinte.

III. — Sulfate de fer.

Le sulfate de fer, appelé aussi *vitriol vert* ou *couperose verte,* s'obtient soit par la dissolution des tournures de fer, que fournit le tournage ou le forage des appareils en fer, dans l'acide sulfurique étendu, soit par oxydation des pyrites au contact de l'air.

Le sulfate de fer a une saveur styptique et astringente ; il cristallise en prismes rhomboïdaux obliques, de couleur vert émeraude, contenant 45,5 0/0 d'eau d'hydratation (FeO, $So^3 + 7$ aq). 100 parties d'eau à 15° en dissolvent 70 ; l'eau bouillante en dissout 3 fois son poids.

Les cristaux de sulfate de fer, exposés à l'air, perdent leur transparence et prennent un aspect ocreux. Ce changement est dû à la formation d'un sous-sulfate, sous l'influence de l'oxygène de l'air.

Le sulfate de fer trouve une importante application dans plusieurs industries (teinture [1], fabrication du bleu de Prusse, encre ordinaire, acide sulfurique Nordhausen, etc.) ;

1. Voy. Tassart, *Les matières colorantes et la chimie de la Teinture*, p. 240.

il y a quelques années, on a voulu aller trop loin dans son application dans l'agriculture en le recommandant à tout propos. Pour le moment son rôle d'efficacité, en agriculture, se limite, croyons-nous, à peu de chose.

Avec le sulfate de fer nous rentrons dans une série de corps qui, par leur action forte ou corrosive, nuisent aussi à la germination des semences. Dès lors le problème du traitement aura à répondre à deux questions : d'abord à l'efficacité de l'ingrédient comme parasiticide, puis à son action sur les semences.

On emploie le sulfate de fer en solution dans l'eau, variant de 2 à 5 pour 0/0 ; on y laisse macérer les semences de 6 à 12 heures, selon la richesse de la solution, puis on les chaule, ou bien on les laisse tout simplement dessécher à l'air.

Les résultats de ce traitement sont tout à fait douteux et souvent négatifs. Les expériences suivantes de Mathieu de Dombasle peuvent donner une idée de l'efficacité de ce sel.

Parcelles.		Épis cariés sur 1000.
3.	Blé complètement infesté de carie et sans préparation.	486
6.	Blé carié plongé pendant une heure dans une solution de 1,200 gr. de sulfate de cuivre par hectolitre d'eau.	8
7.	Blé carié plongé pendant deux heures dans une solution de 1,200 gr. de sulfate de fer par hectolitre d'eau.	469
8.	Blé carié plongé pendant deux heures dans une solution de 2,400 gr. de sulfate de fer pour 100 litr. d'eau.	570

Parcelles		Epis cariés sur 1000.
15.	Blé carié humecté 24 heures à l'avance par aspersion d'un lait de chaux formé de 4 kilog. de chaux pour 100 litr. d'eau.	470
17.	Blé carié plongé pendant 24 heures dans de l'eau dans laquelle on avait délayé 10 kilogr. de chaux mêlée à 1,600 gr. de sel de cuivre pour 100 litr. d'eau.	2

Tous les blés avaient été infestés artificiellement en les agitant dans un sac avec de la poussière de carie.

Dans certaines parcelles, comme Mathieu de Dombasle le fait remarquer, les épis cariés sont plus nombreux que dans le témoin, ce qui prouve que les préparations ont été sans action utile. « Nous rencontrons encore parmi ces parcelles, écrit-il, les n°s 7 et 8, pour lesquels le grain a été traité par une solution de sulfate de fer, en sorte que cette substance semble devoir être écartée des préparations préservatrices.

M. H. Boiret, de Grignon, a publié d'intéressantes recherches sur le traitement de la carie[1]. M. Boiret a d'abord voulu se rendre compte du pouvoir germinatif des spores de la carie dans des solutions de corps qu'on emploie le plus souvent pour son traitement. A cet effet il a exécuté un grand nombre d'ensemencements des spores sur des porte-objets placés dans une chambre humide, maintenues

1. H. Boiret, *Sur le traitement de la carie.* (Annales Agronomiques de P.-P. Dehérain, t. XVI, 25 juillet 1890.)

dans une température de 18 à 20°, puis il les a examinées au microscope.

D'après ses observations, la carie, qui germe très bien dans l'eau ordinaire, ne donne point de germination après 1 heure de séjour dans une solution de sulfate de cuivre à 5 pour 0/00, tandis qu'un certain nombre de spores germent après 1 heure de séjour dans une solution de sulfate de fer à 50 pour 0/00 et après 4 heures de séjour dans une solution de 20 pour 0/00 de même sel.

Le sulfate de fer ne répond donc pas à notre problème par son efficacité cryptogamicide.

Quant à son action sur les semences, elle est certainement moins nuisible, considérée absolument, que celle du sulfate de cuivre. Cependant, comme il faudrait avoir une solution assez forte de sel (5 pour 0/0 par exemple) pour aboutir à quelque résultat, il serait à craindre qu'il attaquât aussi le grain, surtout si celui-ci n'est pas dur.

Les qualités du vitriol vert n'engagent point à son emploi pour le traitement des semences.

IV. — Acide sulfurique.

L'acide sufurique peut exister *anhydre* ou *hydraté*. A l'état anhydre il a un intérêt purement scientifique ; à l'état hydraté, c'est le plus important de tous les acides. Il est de tous le plus employé dans les arts, grâce à son énergie et au bas prix auquel on peut l'obtenir.

L'acide sulfurique combiné avec les bases est très commun dans la nature (ex : sulfate de chaux, sulfate de baryte, etc.). Il existe à l'état libre dans quelques sources aux environs des volcans et résulte de l'oxydation lente par l'air humide du gaz sulfureux exhalé par les terrains volcaniques.

L'acide sulfurique ordinaire est un liquide incolore, inodore, d'une consistance oléagineuse. C'est un acide excessivement énergique : étendu de mille fois son poids d'eau, il rougit encore la teinture du tournesol. Cet acide se combine facilement avec l'eau. Exposé à l'air humide, il absorbe jusqu'à quinze fois son poids d'eau. Cette propriété est utilisée dans l'industrie.

Quand on mêle de l'eau et de l'acide sulfurique, il se produit une élévation de température qui peut dépasser 100°. On doit verser l'*acide* lentement *dans l'eau*, et agiter constamment pour éviter toute projection. En versant l'eau dans l'acide concentré, on détermine de véritables explosions, très dangereuses pour l'opérateur.

M. Davaine, dans ses recherches sur l'anguillule, fut porté à conseiller l'emploi de cet acide pour les grains niellés[1]. Mais comme le mot *nielle* est souvent employé pour désigner le *charbon* des céréales, on a cru que le procédé Davaine visait la caustication des grains contre les parasites anthracogènes. Pour le traitement contre la

1. Davaine, Recherches sur l'aiguillule du blé niellé. Paris, J.-B. Baillière.

nielle, Davaine employait une solution de 5 pour 1000 d'acide sulfurique dans laquelle il laissait séjourner le blé pendant 24 heures. Toutefois, Davaine lui-même ne dissimule pas les dangers qu'un tel traitement peut procurer à la germination des graines. Toutefois, dit-il, par une saison sèche, une immersion de 24 heures dans l'eau acidulée serait trop longue, ainsi que l'ont démontré des semailles pratiquées à l'automne dernier, dans lesquelles une partie de la semence a été perdue ; il y a sous ce rapport de nouvelles recherches à faire[1].

Kühn l'a recommandé à la dose de 8 pour 0/0 et 17 heures d'immersion ; mais il a dû vite l'abandonner.

D'après M. Boiret, les spores de la carie, après 24 heures de macération dans une solution d'acide sulfurique à 5 pour 0/0, ont montré une assez bonne germination. Un séjour de six heures dans une solution à 20 pour 0/0 est également insuffisant, bien que capable de détruire un grand nombre de grains de blé.

« Cette action nuisible, plus ou moins forte selon les
« variétés, écrit M. Boiret, s'est vérifiée dans plusieurs
« séries de semis, et voici quelques nouveaux chiffres qui
« la mettent hors de doute. Ils sont relatifs au tant pour
« 100 de germinations dans des pots contenant chacun
« 100 grains lavés immédiatement après la macération :

1. Davaine, l'*Anguillule du blé niellé* in l'Œuvre de Davaine. Paris, 1889, p. 375.

		Golden-drop.	Garter.
Blé ayant trempé pendant 24 heures dans l'eau contenant 10 p. 1000 d'acide.		»	18
Blé après 12 heures dans solution acide à	20 p. 1000	40	14
— 8 — —	20 p. 1000	»	18
— 2 — —	50 p. 1000	90	»
— 1 — —	50 p. 1000	92	60
— 1 — dans eau ordinaire.		»	92

« La perte est ici de 8 à 40 pour 100 pour une prépa-
« ration d'un effet encore incertain.

« Comme le cultivateur ne peut apprécier facilement la
« dureté relative de son blé, il fera bien de rejeter complè-
« tement un sulfatage qui l'expose ainsi à des accidents
« sérieux.

« C'est peut-être un peu pour avoir expérimenté sur une
« variété à grain tendre qu'un cultivateur qui avait suivi
« les instructions de Davaine perdit une grande partie de
« sa récolte. »

Nous dirons donc, avec M. Boiret, que l'emploi de l'acide sulfurique, s'il peut présenter quelque intérêt pour le traitement de la *nielle,* comme étant le seul remède qu'on connaisse aujourd'hui pour combattre cette maladie, à notre point de vue il doit être complètement rejeté, comme n'étant pas capable de détruire les Ustilaginées sans nuire aux grains.

V. — Acide arsénieux et acide arsénique.

Ces acides minéraux, qui constituent des poisons très

violents pour notre organisme, furent recommandés dans le double but de préserver les semences de l'attaque des animaux nuisibles et la récolte du développement des cryptogames. C'est ainsi que Boussingault proposa en 1856 l'emploi de l'*acide arsénieux*. L'éminent chimiste conseillait, comme l'acide arsénieux est peu soluble, de se servir d'arsenite de soude, sel très soluble et par conséquent de facile pénétration, et il proposait, dans le cas où on voudrait faire pénétrer 200 gr. d'arsenic dans un hectol. de blé, de composer la liqueur avec :

Liqueur arséniacale.	3 lit. 5
Eau.	12 5
	16 lit.

Après avoir mis un hectel. du blé dans un cuvier, on verserait peu à peu le liquide, en prenant la précaution d'agiter constamment les grains ; une heure après, on pourrait étendre le blé et le faire sécher.

L'*acide arsénique* est un poison encore plus violent que l'acide arsénieux. On l'a proposé en mélange avec de la chaux. On obtient une poudre, avec 9 parties de celle-ci et 1 partie d'acide arsénique, avec laquelle on saupoudre les graines tenues humides, en proportion de 1,502 kgr. de cette poudre par hectolitre de blé. On laisse la poudre agir pendant 24 heures, après quoi on sème.

Cependant, à cause des dangers que présente la manipulation de ces acides, ces procédés ne sont pas recommandables.

VI. — Procédés divers.

Sulfate de zinc. — Le sulfate de zinc ou vitriol blanc s'obtient dans l'industrie par le grillage des sulfures de zinc en basse température. 100 parties d'eau à froid dissolvent 40 parties de sulfate de zinc.

Ses propriétés contre le charbon et la carie sont encore peu connues, car son emploi est très limité. Des spores de carie plongées pendant 4 heures dans une solution de 10 pour 1,000 de sulfate de zinc ont encore pu germer en petite partie. En tout cas, Mme de Ponsard[1] assure avoir obtenu depuis 1852 d'excellents résultats par l'emploi de ce sel pour la préparation des blés de semence. Ces constatations doivent être confirmées par d'autres expériences.

Poudres diverses. — Les agriculteurs, croyons-nous, ne doivent pas prêter foi à ces produits commerciaux d'un nom toujours engageant, mais d'une composition assez douteuse.

Les échecs qu'on constate tous les ans dans les fermes où on a voulu adopter ces compositions pour le traitement

1. Mme Ponsard, *Emplois agricoles du sulfate de zinc* (Journal d'Agriculture pratique, 1890, t. I, nº 6.)

des semences, doivent être considérés comme plus éloquents encore que les *lettres de félicitations* de quelques agriculteurs.

VII. — Sulfate de cuivre.

Le sulfate de cuivre, appelé aussi *vitriol bleu* ou *couperose bleue,* est un sel métallique ($Cu\ SO^4$) qui cristallise en parallélipipèdes obliques contenant 5 et quelquefois 7 équiv. d'eau et présentant un aspect vitreux et une belle coloration bleue. Comme tous les autres sulfates du groupe magnésien, le sulfate de cuivre a une grande tendance à former des sels doubles avec les sulfates alcalins et à se combiner et cristalliser avec eux en toute proportion ; de telle façon que sa possession en cristaux n'est pas une garantie de sa pureté absolue. Le sulfate de cuivre, en perdant son eau de cristallisation à la température de 200°, constitue une poudre blanche.

Il est composé de :

Bioxyde de cuivre.	31,83
Acide sulfurique.	32,08
Eau.	36,09
	100,00

Il est soluble dans l'eau : 100 parties de celle-ci en dissolvent 36.9 à la température de 10° C, et 203.30 à la température de l'ébullition. Cette dissolution rougit le tournesol ; elle a une saveur styptique et astringente.

Le sulfate de cuivre se trouve abondamment dans le commerce : il provient généralement du grillage des pyrites cuivreuses au contact de l'air. Son action cryptogamicide est incontestable ; les traitements contre le mildiou la démontrent suffisamment.

Pour le sulfatage des semences, ce sel n'était presque pas employé avant Prévost, qui, frappé par le fait que nous avons raconté plus haut, finit par démontrer scientifiquement sa valeur.

Benedict Prévost plaça des germes de la carie dans des verres de montre dont les uns contenaient de l'eau pure, les autres, différentes solutions de sulfate de cuivre, et il a pu constater le manque de germination dans celles-ci, même lorsque le sulfate de cuivre y était en proportions infinitésimales (280/1000 du poids de l'eau) ; par contre, elle se produisait toujours chez la plupart des spores baignées par l'eau pure.

Ces résultats, qui furent toujours invariablement les mêmes, amenèrent l'auteur à penser à l'application pratique de ce remède : un are fut ensemencé, en parcelles, avec du blé diversement sulfaté ; au moment de la récolte, la parcelle témoin offrait une forte proportion d'épis cariés ; une autre parcelle, dont les semences furent traitées avec une solution de 0,3 du sulfate pour 1000 donna 30 épis malades sur 3,000, et enfin d'autres semences traitées avec une solution de 0,9 pour 1,000 donnèrent à peine 9 épis cariés sur 3,600.

Toutes ces expériences ont été reprises depuis, et avec le même succès. A côté de celles-ci, une petite expérience a échappé : B. Prévost rapporte avoir nourri un poulet pendant 6 jours au blé sulfaté, sans rien noter d'anormal dans sa santé.

Cette modeste expérience, considérée comme elle le méritait alors, pourrait faire éviter un tas de préjugés et de conjectures inexactes, comme celle de voir dans le sulfate de cuivre le poison le plus redoutable du règne minéral et dispenserait aussi Girardin et Mathieu de Dombasle de tâcher de bannir son emploi de toutes les fermes.

Aujourd'hui que presque tous les viticulteurs manient pendant plusieurs semaines, à partir du moment de l'apparition du mildew, des liqueurs cupriques, que des expériences scientifiques, se rapportant aux animaux ou à l'homme, celle du Dr Galippe entre autres, ont démontré la grande exagération de ces vieilles assertions, aucune crainte n'est permise, et le sulfate de cuivre peut être impunément employé au sulfatage des semences.

Passons maintenant au titre de la solution et au mode d'emploi.

Bénoit Prévost a le premier établi une formule pour les traitements de la carie. Il proposa de plonger tout simplement les semences pendant une demi-heure dans un liquide contenant 650 gr. de sulfate de cuivre par hectolitre d'eau, puis de laisser sécher sur une aire, Ce procédé assez expéditif mérite d'entrer dans la pratique courante.

Plus tard, M. Kühn se fixa, après plusieurs années d'expérience, sur le procédé consistant à laisser tremper les grains, pendant 12 à 14 heures, dans une solution contenant un demi p. 0/0 de sulfate de cuivre.

La pratique de ce sulfatage est assez simple. Il suffit, en effet, de dissoudre dans un cuvier un demi-kilogramme de sulfate de cuivre dans de l'eau chaude, et d'étendre ensuite d'eau froide pour compléter l'hectolitre, de plonger les grains de façon à ce qu'ils laissent au-dessus d'eux une couche de quelques centimètres de liquide, et d'agiter à plusieurs reprises en écartant tout ce qui flotte ; au bout de douze heures, ou même de seize heures, si les grains sont très charbonneux, on les étend et on les retourne plusieurs fois ; on peut ainsi les ressuyer suffisamment pour les semer à la main après quelques heures et à la machine après 24 heures.

Les avantages de ce procédé sont incontestables. Nous avons eu déjà l'occasion de noter que les grains cariés s'écrasent pendant le battage et répandent les spores sur la bonne semence. Le sulfate de cuivre doit les pénétrer pour que son action soit certaine, mais l'air, adhérant avec une grande ténacité aux grains et l'onctuosité des spores s'opposent tout d'abord à son contact intime, qui est parfaitement obtenu par la macération prolongée, selon le procédé de Kühn. D'un autre côté, les grains cariés, qui ne font jamais défaut dans les semences, étant plus légers que les autres, montent à la surface du liquide et peuvent être écartés. Avec ce procédé, on peut donc être à peu près sûr de ne reporter aux champs, en aucune façon, les seminules de la carie.

Malheureusement, à côté de ces avantages, il y a aussi deux inconvénients à enregistrer, critiqués comme il suit par Mathieu de Dombasle (*Annales* de Roville) :

« Ce procédé est beaucoup plus difficile et plus embar-
« rassant dans la pratique que ne le croient communément
« les personnes qui le décrivent ; et les principaux incon-
« vénients résultent ici, d'abord d'y employer des cuviers
« d'une grande capacité et ensuite de la difficulté de con-
« server le grain qui a été soumis à cette opération, lors-
« qu'il arrive qu'on ne peut pas le semer immédiatement,
« soit à cause du mauvais temps, soit par suite de toute
« autre circonstance. En effet, le grain qui a été plongé
« pendant 24 heures dans l'eau se trouve tellement détrempé
« et gonflé qu'il s'échaufferait et se gâterait promptement
« si on le mettait en tas : — ces réflexions sont aussi
applicables au trempage de 12 à 16 heures — en sorte
« qu'on ne peut le conserver qu'en le plaçant en couches
« très minces sur un plancher et en l'y remuant très fré-
« quemment, ce qui exige de vastes espaces et des manu-
« tentions fort embarrassantes. »

Mais ce n'est pas tout.

Un autre reproche qu'on adresse à ce remède c'est de tuer un bon nombre de semences ou d'empêcher quelquefois l'épanouissement de la tigelle et de ralentir la germination, Cette action nuisible du sulfate de cuivre est plus sensible encore si le grain a été battu à la machine, qui brise un certain nombre de grains et laisse par suite à nu l'albumen, très sensible à l'action de ce sel.

La chaux remédie, en partie, à ces inconvénients, ainsi qu'aux inconvénients analogues provoqués par l'emploi de l'acide sulfurique ; en déterminant la formation immédiate du sulfate de chaux et de l'hydrate d'oxyde de cuivre (CuO-H^2O) presque insoluble dans l'eau. C'est ainsi que Dreisch, Wolf et Kühn lui-même, conseillent de saupoudrer de chaux les semences qui ont séjourné pendant longtemps dans le sulfate de cuivre.

Malgré tous les défauts de ce procédé, il ne faut pas hésiter à l'employer toutes les fois qu'on le peut, en ayant soin d'augmenter d'un tiers la quantité de semence. M. Wolf le croit applicable dans des fermes n'ayant pas plus de 10 hectares où l'on cultive des céréales. Il recommande de commencer l'opération, telle que nous l'avons décrite ci-dessus, à 4 ou 5 heures du matin pour pouvoir saupoudrer les grains le soir, les agiter pendant la nuit et les semer le lendemain de bonne heure.

Le sulfatage a généralement lieu dans les fermes par *aspersion*. Il constitue le moyen le plus usité, mais aussi le moins à conseiller. On place le grain dans un cuvier, on y projette la solution du sulfate, on brasse pendant quelque temps et l'on sème le jour suivant. On voit tout de suite l'infériorité de ce procédé. Les grains cariés non écrasés, qui, nous l'avons dit, accompagnent toujours la bonne semence, ne sont pas séparés d'elle. Le sulfate, que ces graines peuvent recevoir par l'aspersion, n'est jamais en quantité suffisante pour pénétrer jusqu'aux spores du centre et ces amas de petits germes, sous leur abri trompeur, sont ainsi reportés dans les champs pour continuer impunément leur œuvre.

Outre les grains remplis de carie, on a aussi à compter avec les germes isolés de différentes Ustilaginées, qui adhèrent aux grains sains.

La semence n'étant pas également mouillée, ces derniers globules échappent en partie à l'action du sulfate et, portés intacts dans les champs, ils exercent leurs ravages.

Les inconvénients de ce procédé nous paraissent trop évidents pour que nous y insistions. Nous dirons seulement que quelques constructeurs, pour rendre l'aspersion des grains plus régulière, ont imaginé des appareils, parmi lesquels nous signalerons celui représenté en coupe verticale dans le schéma p. 140. Il figurait, lors de l'Exposition universelle de 1889, dans le grand palais de l'Espagne.

Il est formé d'une trémie A qui verse le grain dans un canal horizontal B, en même temps qu'un réservoir C placé à côté, laisse écouler par un robinet D le liquide antiseptique. Dans le canal se meut une vis d'Archimède EE en bois qui mélange les grains et les entraîne à l'extrémité H de la machine. Le fond du canal sous la trémie et sous le réservoir, en JK, est plein et formé d'une planche ; plus loin, de K à H, il est constitué par une tôle perforée. Les grains vitriolés sortent en H et tombent dans un coffre; une manivelle M commande la vis EE par une roue dentée et un pignon P.

D'autre part, M. Davaine exposait dans le palais algérien un appareil semblable, mais en métal et mieux construit, sous le nom de *Vitrioleur-chauleur de céréales et de semences*, dit J. Lavenne.

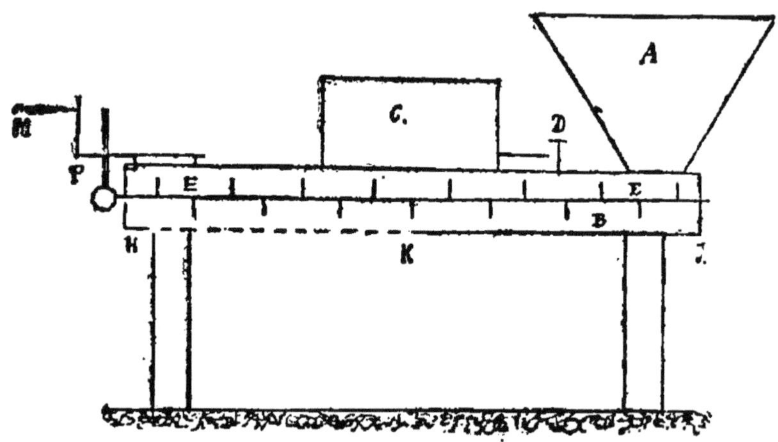

Fig. 10. — Coupe verticale schématique de l'appareil pour chauler ou vitrioler le blé.

Ces appareils ne sont pas appelés, croyons-nous, à jouer un grand rôle dans la pratique agricole. Leur but ne consiste, en effet, qu'à modifier un mauvais procédé : celui par *aspersion ;* et la petite amélioration qu'ils y apportent, en mouillant plus uniformément le grain, ne correspond pas assez à l'augmentation de frais exigée par leur emploi.

Enfin un dernier procédé consiste dans le simple trempage de la semence, pendant quelques minutes, dans une solution de 1 kilogr. de sulfate de cuivre pour 100 litres d'eau. Ce moyen de sulfater est commode et expéditif, par conséquent recommandable pour la grande culture. Nous pensons cependant qu'on pourrait le modifier de manière à laisser tremper le grain plus longtemps, dans une solution moins concentrée, à réunir, en d'autres termes, l'efficacité de l'immersion aux avantages du trempage en procédant de la façon suivante :

On prépare une solution d'un demi pour 0/0 de sulfate de cuivre dans un large cuvier qu'on remplit aux deux tiers. On verse la semence dans une corbeille large et peu profonde, qu'on trempe dans la solution du sulfate et qu'on assujettit, avec du fil de cuivre, par exemple, aux bords du cuvier. On agite de temps en temps la semence pour faciliter la montée des grains malades et le mouillage des grains sains. Après deux ou trois quarts d'heure de trempage, on retire la corbeille, on la secoue un peu pour l'égoutter et on dépose son contenu sur une aire propre jusqu'à dessèchement. On continue jusqu'à épuisement du liquide, avec de nouvelles quantités de blé sec.

Si la quantité de semence à vitrioler était considérable, on pourrait augmenter le nombre des cuviers en calculant qu'un hectolitre du liquide peut servir pour 6 à 7 hectol. de grains, et en comptant qu'un homme seul peut conduire deux cuviers à la fois.

Ce procédé nous paraît rationnel et efficace. Il nécessite peu de main-d'œuvre et ne demande pas un grand emplacement ; il permet d'éliminer la bonne semence qui monte par agitation à la surface et il donne au liquide le temps de pénétrer également la semence saine.

Par ce traitement aussi, mieux que par les autres, l'action du sulfate de cuivre peut accuser sa double forme. Il résulte, en effet, des travaux de M. Brefeld, dont nous avons déjà donné un aperçu, que l'immersion dans le sulfate de cuivre tue d'abord les germes parasites adhérents aux grains de semence ; mais, la semence étant déposée dans un sol infesté de sporidies, le sulfate de cuivre qui a été absorbé par l'enveloppe du grain peut détruire les sporidies dans un certain rayon autour de lui.

Le sulfate de cuivre agirait donc avant et après l'ensemencement ; aucun des autres ingrédients ne paraît capable de pouvoir remplir ces deux rôles à la fois.

VIII. — Eau chaude.

Nous avons vu plus haut que les spores du charbon et de la carie supportent à sec des températures relativement très élevées sans aucune altération, tandis qu'elles sont tuées dans un milieu saturé de vapeurs d'eau par des températures bien inférieures (60° C. pour le charbon, 45° à 50° pour la carie)[1].

1. Schindler, *Ueber den Einfluss verschied. Temperaturen auf die Keimfähigkeit der Steinbrandsporen*. Leipsig, 1880.

M. Jensen, agronome danois, prenant en considération ces expériences, eut l'idée d'employer l'eau chaude contre la carie. Du reste, ce n'est pas là une chose nouvelle. Prevost, bien avant lui, préconisa ce même procédé.

Pour pratiquer ce traitement, on verse dans une corbeille les grains qu'on doit semer le lendemain, et on plonge le tout dans de l'eau chauffée à 60°. Cinq minutes de contact suffisent à l'eau pour tuer les germes parasites. Ce temps écoulé, on retire la corbeille de ce bain chaud et on la plonge pendant quelques minutes dans de l'eau à température ordinaire. Cette dernière précaution est bonne à prendre pour éteindre dans les grains l'action de la chaleur.

Ce procédé, soumis à l'examen de MM. Prillieux et Schribaux, a prouvé que l'eau chaude, non seulement tue les spores du parasite, mais accélère avantageusement la germination des grains.

M. le Dr Cugini, de la station agronomique de Modène, rapporte avoir obtenu de très bons résultats en suivant ce procédé.

Enfin M. Jensen affirme que ce mode de préservation des semences ne diminue pas leur pouvoir germinatif, ainsi que cela arrive pour le sulfate de cuivre. A ce propos, il rapporte une expérience comparative entre ces deux modes de traitement d'après laquelle sur 100 grains traités par l'eau :

A	59°..................	96 ont germé
A	56°..................	99 —
A	52°..................	99 —

tandis que sur 100 grains traités par une solution de sulfate de cuivre :

A 2 0/0	62	ont germé
A 1 0/0	94	—
A 1/2 0/0	97	—

M. Jensen prétend en outre que si l'on compare les récoltes obtenues avec les semences traitées au moyen des deux procédés, on constate la supériorité du traitement par l'eau chaude.

Conclusions.

Les *pratiques culturales,* qui consistent à éviter ces maladies, constituent un moyen efficace, surtout contre le *charbon.*

Les *traitements* proprement dits produisent de très bons effets contre la *carie,* le *charbon* du *maïs* et du *sorgho,* et sont aussi d'excellents palliatifs pour le *charbon* des *céréales,* du *millet*[1], etc.

De tous les traitements, ceux à la base de *sulfate de*

1. Pour le *charbon du millet* on est revenu dans ces derniers temps à un remède déjà ancien, au grillage des spores par un feu très léger ; un ouvrier tient un bouchon de paille enflammé, long d'un mètre ; un second ouvrier tient un balai de ramilles, à un mètre au-dessus du bouchon de paille ; un troisième verse lentement les grains à travers les ramilles du balai, sur la flamme de la paille. (Arb. de Jubainville et J. Vesque, *Les maladies des plantes cultivées.*)

cuivre, d'un emploi du reste économique et facile, constituent un puissant moyen de préservation. Le trempage plus ou moins prolongé et l'immersion dans des solutions qui ne dépassent pas 1/2 à 1 p. 0/0 de sulfate de cuivre, doivent être préférés à l'aspersion.

Enfin le sulfate de cuivre semble posséder, seul de tous les autres ingrédients, la propriété d'agir même après l'ensemencement, dans un certain rayon, contre les sporidies des ustilaginées.

Le *sulfatage Dombasle* (sulfate de soude) et le traitement par l'*eau chaude*, d'une efficacité bien démontrée, sont les seuls procédés à recommander, quand le sulfate de cuivre fait défaut.

Le *lait de chaux*, le *sulfate de fer*, les *poudres diverses* et le *sulfate de zinc* paraissent d'un effet très douteux pour le traitement des semences et ne doivent pas être mises en usage.

L'*acide sulfurique* et les acides *arsénique* et *arsénieux* constituent, par leur action corrosive ou toxique, des procédés dangereux pour les semences ou les hommes, et deviennent sans valeur pour la pratique des chaulages.

C. URÉDINÉES

A cet ordre appartient un grand nombre d'espèces qui intéressent par leurs ravages toutes les cultures en général et qui sont connues vulgairement sous le nom des *rouilles*.

Historique. — La maladie singulière de la rouille est connue depuis la plus haute antiquité.

Les Romains, parmi plusieurs divinités champêtres, en reconnaissaient une sous le nom de *Robigo* ou *Robigus*. Ils célébraient en son honneur des fêtes appelées *Robigalia* et lui offraient des sacrifices le 7e devant les calendes de mai, dans l'idée qu'elle avait le pouvoir de préserver leurs blés de la rouille.

On a longtemps confondu la rouille avec les autres accidents auxquels les céréales sont sujettes. J. Bauhin et Longius emploient indifféremment : *Ustilago, Uredo, Urigo,* qui signifient proprement *brûlure* et tiennent souvent la place des termes *ærugo, rubigo, robigo,* qui signifient proprement rouille.

Le *Dictionnaire de Trévoux,* à l'article *Robigo,* confond aussi la rouille avec la carie et le charbon.

Des auteurs plus modernes, tels que Duhamel, Tillet et Tessier, apportent une distinction nette entre la rouille et les autres maladies des blés, mais ils sont loin de se douter de sa cause. C'est ainsi que Tillet, dans sa *Dissertation sur les maladies des blés,* accuse encore les accidents météorologiques : « Il ne serait pas étonnant, dit-il, que certains « brouillards qu'on peut concevoir chargés de particules « nitreuses et mordicantes s'attachent à la tige et aux « feuilles délicates des blés encore jeunes et qui les altérassent sensiblement. »

Tessier, lui aussi, participe à cette manière de voir ;

mais il ne peut pas s'expliquer « pourquoi ces brouillards « corroderaient plutôt des plantes vigoureuses que des « faibles, plutôt celles qui végètent dans un champ que « celles qui végètent dans un autre. »

Duhamel enfin, dans ses *Éléments d'Agriculture,* écrivait avoir remarqué plusieurs fois que quand le soleil assez chaud succédait à des brouillards secs, il arrivait quelques jours après que les froments étaient rouillés.

Ce sont là, on le conçoit, des erreurs motivées par l'ignorance où ces auteurs se trouvaient à l'égard de la vraie cause. Ne pouvant pas même la soupçonner, ils l'ont confondue avec les conditions qui favorisent son développement, tels que la chaleur et l'humidité.

Déjà les mycologues de la fin du dernier et du commencement de ce siècle (Jacq., Persoon, De Candolle) découvraient la nature végétale du contenu de ces taches rougeâtres et attribuaient aux petites plantes des noms très divers (*Lycoperdon, Gæoma, Aecidium*).

Aujourd'hui, grâce aux beaux travaux de MM. Tulasne, de Bary, et d'autres botanistes célèbres, aucun doute n'est permis sur la nature parasitaire de ces affections, provoquées par des champignons qui appartiennent tous au groupe des Urédinées.

Généralités. — Les *Urédinées* forment un ordre de champignons assez vaste et très important. Comme les Ustilaginées, elles sont toutes parasites obligés de nos végétaux, sur lesquels en se développant elles provoquent des maladies communément connues sous le nom de *rouilles;* nom que la science a maintenu pour désigner ces phénomènes nosologiques.

Elles sont facilement reconnaissables par les taches ou *stries* de spores, d'une couleur rougeâtre, *rouille orangée,* et d'une cousistance poussiéreuse qu'elles forment sur la surface des organes attaqués. Cependant cette coloration, comme nous allons le voir, est propre seulement au premier état de leur développement, tandis que dans d'autres moments elles présentent un aspect et une couleur différents.

Les *Urédinées* occupent, d'après M. Brefeld, le premier degré dans l'échelle des champignons supérieurs et constituent le *type* des Basidiomycètes à basides horizontalement divisées. Les basides auxquelles M. Brefeld fait allusion sont celles qui se montrent dans la germination des *téleutospores* (voir fig. 12 et 16). Cette germination, qu'on serait tenté de croire très analogue à celle que nous avons vue chez les Ustilaginées, s'en éloigne par la formation des *basides* à l'*extrémité* du promycélium et par le nombre *limité* des spores qui y prennent naissance. Ces particularités ont décidé M. Brefeld à classer les Urédinées entre les *Mycomycètes,* ou champignons proprement dits, et a côté des *Basidiomycètes* [1].

1. Qu'on nous permette d'exposer ici brièvement le plan de la

Une particularité désormais connue pour cette classe consiste surtout dans le polymorphisme et le parasitisme singulier de la plupart de ses espèces. Nous verrons par la suite comment une *téleutospore* à membrane épaisse sou-

classification que M. Brefeld assigne à la grande classe des champignons.

Il les distingue en trois grandes divisions :

I. Zygomycètes, qui comprennent les champignons sexués considérés comme champignons inférieurs et caractérisés par un mycélium *unicellulaire*, qui d'un côté donne naissance à des *spores sexuées*, et de l'autre à des *sporanges* renfermant un nombre *indéterminé* de spores et *ne provenant pas* d'un acte de fécondation. (Mucorinées, Peronosporacées, etc.)

II. Mesomycètes ou champignons intermédiaires qui se rapprochent des zygomycètes par leurs fructifications en sporanges sans un nombre limité de spores (Ascoïdées, Telebolus) et par la formation des conidies, *sans basides* portées sur les côtes ou à l'extrémité du mycélium et comparables par conséquent à celles du genre *Chæto-cladium* ou *Thamnidium* des Zygomycètes (Tilletia, Ustilago) ; mais qui rappellent aussi les champignons supérieurs par l'absence complète de sexualité et par le cloisonnement de leur partie végétative ou mycélium,

III. Mycomycètes ou champignons proprement dits, caractérisés par un mycélium cloisonné, par le manque complet de sexualité, par des conidies portées sur des *conidiophores*, par la présence des sporanges fermées (Ascomycètes) ou ouverts (Basidiomycètes) à un nombre de spores *déterminé* (quatre et ses multiples.)

Voici du reste un tableau synoptique de cette classification :

I. Zygomycètes.

Phycomycètes.	*Oomycètes.*
Mucorinées, etc.	Peronosporacées, etc.

vent cloisonnée peut succéder à une forme plus légère, celle des *Urédospores,* d'apparence souvent très diverse et de germination point analogue; comment cette même téleutospore en germant donnera naissance à des fructifications qu'on serait très peu disposé à croire comme descendant d'elle : aux *aecidiums* et aux *spermogonies.* Malgré cela, M. Brefeld retient que ce polymorphisme n'est vrai qu'en apparence « De même que les Urédinées, dit-il, ont « été jusqu'ici méconnues comme Basidiomycètes, leurs « formes fructifères aussi n'ont jamais été justement inter« prétées. Les *urédospores, teleutospores* et *aecidiospores,* « en effet, retenues comme trois sortes différentes de spores, « ne sont que trois formes de *chlamydospores* »[1].

Mais s'il est facile d'admettre que les *teleutospores* font partie de cette dernière classe sporifère, il n'en est pas de même pour les *urédo-* et *aecidio-spores.* M. Brefeld, pour soutenir sa thèse, les considère comme des *chlamydospores,* — isolées au bout de filaments ou portées dans un

II. Mesomycètes.

Exocarpées.	*Endocarpées.*	*Hémibasidiomycètes.*
Ascoidea.	Telebolus.	Ustilaginées. Tilleticés.

III. Mycomycètes.

Hémiascées.	*Carpoascées.*
Exoascus.	Ascomycètes.
Protobasidiomycètes.	*Autobasidiomycètes*
Protomyces. Urédinées.	Agaricinées, etc.

1. Dr O. Brefeld, *Mycologie.* Heft IX. Münster, 1891.

conceptacle, — qui ont perdu la propriété de germer en sporanges (*fructificativ Keimen*), et qui sont par cela même difficiles à être distinguées des conidies[1].

Donc, d'après le savant professeur de Münster, ce polymorphisme se réduit réellement à deux seules formes, savoir à celle des *chlamydospores* et celle des *spermaties,* qui ne sont que des conidies[1].

Au point de vue pratique ces questions sont d'un intérêt médiocre ; que leur signification morphologique soit plus ou moins identique, ces formes n'existent pas moins et leur propagation est par cela même toujours pernicieuse à la culture de nos précieux dons de Cérès en même temps qu'à celle de plusieurs autres végétaux.

Les rouilles, en effet, sont très fréquentes sur presque toutes nos plantes cultivées : les légumineuses (différents *Uromyces*), ainsi que d'autres plantes fourragères : la betterave, par exemple (*Uromyces Betæ*. Tul.), pas moins que nos différents arbres : le poirier (*Posidoma Juniperi Sabinæ* Fries), le pommier, le néflier (*Posidoma clavariaforme*. Duby.), le pin (*Æcidium pini*. Pers.), le sapin (*Æcidium elatinum* Act. S. com.: Chaudron et Balai de sorcière), l'epicéa (*Chrysomyxa Abietis*. Ung.), le saule (*Melampsora salicina* Lev.), etc., et encore la vigne, le lin (*Melampsora lini* Desm.) et le café lui-même (Hemilesia

1. Voir ici après les Généralités sur les Ascomycètes.

vastatrix), pour ne dire que les principales, souffrent souvent de ces minimes, mais désastreux ravageurs.

La rouille qui décime nos céréales est presque entièrement causée par quelques espèces du vaste genre de Puccinies.

A. Genre Puccinia

(Pers.)

Sous ce nom générique, dédié au professeur florentin T. Puccini, A. Micheli[1], le premier, décrivit deux espèces de champignons qu'on attribue aujourd'hui dans d'autres genres de la même famille. Plus tard Persoon[2] fonda le vrai genre *Puccinia* des modernes. Il y a quarante ans, ce genre ne comprenait qu'une seule des formes multiples de ses espèces d'aujourd'hui : la forme teleutosporique. En effet, étant donnée la grande différence morphologique des formes successives du même champignon, ou, en d'autres termes, le *polymorphisme* de ces espèces, on a d'abord regardé chacune de ses formes, comme une espèce à part. Ainsi on considérait comme appartenant à trois espèces différentes, les formes de Puccinia graminis, qu'on nom-

1. P.-Antonius Micheli, *Nova. planturum genera juxt.* Tournetii methodum disposita. Florentiae, 1729, p. 213, tab. 92.

2. Persoon, *Synopsis methodica Fungorum* cum indice. Gotting, 1797.

mait : *Uredo linearis, Puccinia graminis, Æcidium Berberidis*.

Les frères Tulasne [1], les premiers, confirmèrent expérimentalement l'idée émise avant eux par De Candolle, Henslow et d'autres botanistes, que l'*Uredo linearis* et la *Puccinia graminis* sont deux formes de la même espèce. Plus tard de Bary [2], dans ses remarquables études sur la biologie des Urédinées, a prouvé que la forme *Æcidium* peut appartenir à la même espèce que les deux précédentes, et que, par conséquent, une même Urédinée exige, dans beaucoup de cas deux hôtes, ordinairement de nature bien diverse, pour compléter toutes les phases de son développement. C'est ce qui arrive chez les principales Puccinies des céréales, comme nous allons le voir.

En tout cas, l'étude du genre *Puccinia* est loin encore d'être complète. On se base aujourd'hui sur la forme (cloisonnée) des *Teleutospores* pour juger les espèces qui doivent lui être attribuées. Le secret cependant des différentes formes qui succèdent ou qui précèdent aux téleutospores est loin de nous être révélé pour toutes les espèces de ce genre.

Quoi qu'il en soit, parmi les puccinies il y en a qui font succéder toutes les phases de leur développement sur la

1. L. et R. Tulasne, *Annales des sciences naturelles, loc. cit.*
2. De Bary, *Neue Untersuchungen über Uredineen.* (Monatsber der. Berlin. Akademie, 1865.)

même plante hospitalière, d'autres en exigent deux. M. Van Tieghem, en se basant sur ces faits, distingue les puccinies en :

Puccinies hétéroïques et puccinies homoïques.

Le premier groupe comprend toutes celles, qui, comme la puccinie du blé, ont besoin de deux maisons (hôtes) différentes pour compléter leur cycle de développement ; dans le second groupe Van Tieghem fait entrer, au contraire, celles qui développent tous leurs appareils reproducteurs sur la même plante nourricière (*Pucc. Compositarum*), ou qui se perpétuent avec une seule sorte de spores (*Pucc. Malvacearum*). Cette division de Puccinies, si elle n'est pas toujours exacte, est cependant plus commode que celle proposée par M. Rabenhorst dans son *Hedwigia*[1].

I. PUCCINIES HÉTÉROIQUES.

1. Puccinia graminis.

Pers. Disp. Meth. p. 39, t. 3.

(Rouille des Graminées.)

Synonymie. 1782. — *Lycoperdon lineare*, Schrank, Baiorische, Flora II, p. 669.
1786. — *Lycoperdon poculiforme*. Jacq. Collect. I, p. 122.
1799 (?) — *Uredo frumenti*. Sow. Engl. Fung.
1801. — *Uredo linearis* B. *frumenti*. Lambert (cité dans Synopsis. Persoon.).

1. Rabenhorst, *Hedwigia. Notizbl. für Kryptog. Studien*, 1871, nº 1.

1833. — *Erysibe linearis*. Wallr. Flora Cryptog. german. II, p. 194.

1812. — *Puccinia cerealis*. Martius, Flora Mosq. p. 227.

..... — *Puccinia linearis*. Rœl. Flora German. III.

1888. — *Puccinia poculiformis*. (Jacq.) Wettst. in Verhandl. Zool. bot. Gesellschaft. Wien.

1789. — *Æcidium Berberidis*. Gmel. et *Æcidium lineare*. Gmel. in Linné. Syst. nat. II.

1824. — *Cœoma berberidatum*. Link's. Spec. Pl. II, p. 57.

Exsiccata. Fuckel. Fungi rhen. 278, 319. Bad. Krypt. 143, 245, 415. — Rabenh. Herb. mycolog. 347. Fungi Europ. 184, 200, 392, 2378, 2380. — Thümen. Fung. Austr. 843, 844, 1227. Mycotheca. 29, 233, 627, 1335. Schweiz. Krypt. 516, 709. — Cooke. i 24, 441, 'ii 93, 121, 122, 124. Briosi e Cavara. II, 33, III, 59.

Caractères extérieurs de la maladie. — Cette espèce, ainsi que toutes celles qui sont la cause de la rouille de nos céréales, fait ordinairement son apparition au printemps, vers la fin du mois de mars, sur les feuilles, les gaînes, les chaumes, les épis et les épillets de nos différentes céréales, telles que le blé, l'avoine, le seigle et l'orge. Elle se manifeste d'abord sur les feuilles, puis sur la tige sous la forme de petites taches éparses d'un blanc sale ; ces taches s'étendent de plus en plus, en même temps que leur teinte passe au jaune et finit par devenir rougeâtre. Bientôt, aux endroits où ces taches paraissent, des pustules linéaires ou ovales, allongées et peu proéminentes, se forment. La membrane articulaire qui sert d'enveloppe à ces pustules ne tarde pas à se rompre et à laisser échapper leur contenu formé d'une poussière jaune rougeâtre, qui se répand sur les plantes voisines, et qui est formée par les corps reproducteurs du parasite.

C'est cette phase de la vie du champignon que les agriculteurs désignent sous le nom de la *rouille orangée*.

Plus avant en été ou au commencement d'automne, la formation de ces pustules à contenu rougeâtre semble sensiblement diminuée, tandis qu'au contraire sur les plantes malades apparaissent de petits points proéminents, qui prennent l'aspect de petits coussinets bruns ou noirs et se limitent par des particelles épidermiques de la plante. Ces pustules, relativement assez grandes, laissent échapper, après rupture de leur membrane, une poussière noirâtre. Ces taches sont connues par les cultivateurs sous le nom de la *rouille noire*.

ÉTUDE BOTANIQUE DU CHAMPIGNON. — Les taches que nous venons d'étudier sont causées par des altérations, que le mycélium provoque au milieu des cellules des différents organes qu'il attaque. Il importe donc de commencer par le mycélium.

Le *mycélium* des Urédinées, observé pour la 1re fois en

1839 par M. Léveillé, quand il est encore tout jeune, en état de tubes germinatifs, montre une certaine disposition pour s'étendre également selon toutes les directions. Les conditions de développement limitent cependant cette première tendance et l'obligent à se développer plutôt d'un côté que de l'autre ; plutôt du côté où la nourriture assimilée abonde et les tissus livrent un passage plus facile à son chemin, que là où la nourriture est moindre et le passage plus difficile.

Ce mycélium est composé de filaments cloisonnés, abondamment ramifiés, qui ne s'étendent que dans les méats intercellulaires, et qui enveloppent les cellules de tous côtés sans y pénétrer ; dans quelques cas exceptionnels pourtant, ils émettent quelques branches spéciales, qui pénètrent les cellules de la même façon que les suçoirs des Ustilaginées et des Péronosporées[1].

Ces filaments mycéliens possèdent des contours irréguliers et des ramifications brèves ; leurs parois sont membraneuses et hyalines ; leur contenu, fluide, est pourvu de petites gouttes huileuses d'une couleur orangée assez pâle (fig. 19, B.).

Le mycélium dans son développement ne respecte aucun organe aérien de la plante attaquée ; sur quelques points donnés beaucoup de ses branches s'entrecroisent, s'enche-

1. Charl. Plowrigt, *A Monograph of the British Uredineae and Ustilaginae*, p. 5. London, 1889.

vêtrent et constituent des *stromas* destinés à absorber les matières élaborées par la plante hospitalière. C'est à ces stromas surtout, que les décolorations extérieures correspondent ; c'est sur ces stromas aussi que naissent les spores, dont la forme et la disposition varient suivant les phases du développement du champignon, comme nous allons le voir.

A. *Urédospores.*

Les *Urédospores,* appelées aussi spores d'été ou *stylospores* sont les premiers corps reproducteurs de la rouille qui apparaissent sur nos céréales. Elles sont formées rapidement et abondamment par le mycélium, et portées par des rameaux perpendiculaires qui naissent du stroma (d'où le nom de *stylospores*) : ces spores, qui forment le contenu des pustules rougeâtres, déchirent, à peine formées, l'épiderme et se dispersent dans les champs.

Détachées au moyen d'une aiguille des pustules qui les portent en grand nombre et examinées au microscope, elles se présentent sous forme de cellules elliptiques, allongées ou linéaires, entourées de deux membranes minces et incolores ; une externe, appelée *exospore,* portant des fines verrues, et une autre interne, *endospore,* lisse et pourvue de quatre points germinatifs (fig. 11, *a*). Leur intérieur est formé d'un protoplasme granuleux portant quelques gouttelettes jaunes ou orangées et leur dimension varie de 24 à 45 μ de longueur sur 14 à 21 μ de largeur.

Ces spores placées dans une goutte d'eau germent déjà en moins de trois heures, en émettant à travers leurs pores de germination un ou deux tubes mycéliens dans lesquels se ramasse tout leur protoplasme. Dans la nature, non seulement une goutte d'eau, mais tout simplement une atmosphère ou un substratum humide suffisent pour les faire

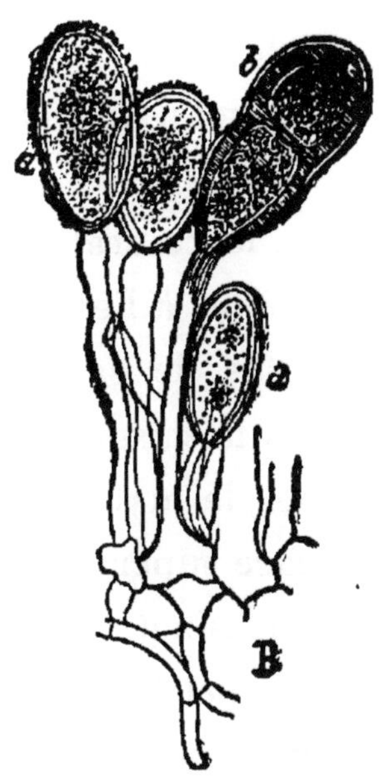

Fig. 11. — B : Fragment d'une pustule de la rouille, portant en *a* des *urédospores* et en *b* une *teleutospore* (d'après de Bary).

germer. C'est ainsi que quand la pluie ou le vent portent ces spores de leur lieu d'origine sur uue feuille saine des céréales, elles arrivent, dans beaucoup de cas, à germer ; leurs boyaux germinatifs s'allongent et serpentent pendant quelque temps sur l'épiderme, sans cependant percer la cuticule et la membrane cellulaire, de façon que, s'ils ne trouvent pas d'ouverture stomatique dans leur chemin, ils périssent infailliblement. Dans le cas contraire, leur extrémité pénètre par la fente stomatique dans l'intérieur, c'est-à-dire dans la chambre sous-stomatique, où, surtout dans le cas des inoculations artificielles, il est très facilement reconnaissable par sa couleur d'un rouge orangé. De ce point il s'allonge rapidement dans les lacunes intercellulaires du parenchyme de la feuille, sous forme d'un mycélium décoloré à parois minces, qui enveloppe les cellules dans un épais réseau.

Quelque temps après, la coloration jaunâtre du point infecté fait découvrir, même à l'extérieur, l'action funeste du mycélium sur les tissus de sa victime. Ensuite, dans l'espace de 6 à 8 jours, si la saison est humide, et de 14 à 20 jours si elle est sèche, le mycélium forme par endroit, sous l'épiderme de la face supérieure ou inférieure de la feuille, des sortes de coussinets, qui produisent tous de même côté une infinité de petits rameaux perpendiculaires, très serrés entre eux, et un peu gonflés à leur extrémité. Chacun de ces gonflements s'accentue de plus en plus, se sépare du pédicelle au moyen d'une membrane transversale, acquiert une double membrane, et se transforme à une *urédospore*. Les urédospores, devenues mûres, soulèvent et font crever les cellules épidermiques, se dispersent dans l'air sous forme d'une fine poussière, et, en tombant sur une feuille de graminées, produisent de nouveau les phénomènes que nous venons d'examiner. Les choses peuvent se répéter ainsi, cinq, six, et jusqu'à huit fois, pendant la période de l'accroissement des céréales ; et puisque chaque spore se multiplie plusieurs centaines de fois dans chacune de ses générations, il est facile de comprendre pourquoi quelques pustules isolées de la rouille, ayant d'abord passé complètement inaperçues à l'œil du cultivateur, peuvent facilement infecter des champs de blé ou d'autres céréales.

Si les conditions météorologiques, telles qu'une humidité constante avant que les blés montent en épi, viennent favoriser cet état de choses, toute la récolte peut être compromise. Si au contraire, les journées se succèdent chaudes et sèches, le développement du mycélium, et par suite celui des spores, se trouve très ralenti ; les pustules contiennent un petit nombre de spores, ces dernières dispersées par le vent perdent vite leur pouvoir germinatif et les effets de l'invasion sont beaucoup atténués.

Quoi qu'il en soit, il résulte de ce qui précède, que les *Urédospores* sont des organes propagateurs par excellence, et la cause principale des dégâts éprouvés par nos céréales, qui succombent vite sous leur action, surtout si les conditions extérieures assurent un grand développement à ces ores et permettent à leurs mycélia d'envahir démesurément les feuilles et les jeunes chaumes, et s'opposer conséquemment à l'accomplissement de leurs fonctions assimilatrices.

β. *Téleutospores.*

Les Urédospores, comme nous venons de voir, peuvent tuer entièrement les jeunes tissus; mais sur les feuilles adultes et sur les nœuds déjà lignifiés et pauvres en suc du chaume, le mycélium se développe avec moins de vigueur, et forme, à la même place que les Urédospores, des spores d'une structure plus solide, qui passent l'hiver en repos; ce sont les *Téleutospores.* Tandis que les Urédospores n'ont qu'une seule cellule, les Téleutospores sont bicellulaires, et leurs deux cellules forment ensemble un corps obovale dont les extrémités sont légèrement effilées. Elles possèdent une membrane épaisse et brune, et sont implantées sur des pédicules claires, qui ne se détachent pas des spores; elles mesurent 34 à 60 μ de longueur, sur 12 à 22 de largeur, et leur pédicule les égale à peu près en dimension (fig. 11 *b*); elles possèdent deux pores germinatifs très distincts, un pour chaque cellule. Dans le courant de l'été, les plantes présentent souvent réunies dans une même tache de rouille des Urédospores et des Téleutospores; en automne ces dernières prennent le dessus, forment des stries noirâtres tout le long des entre-nœuds et des feuilles, et crèvent l'épiderme, tout en restant solidement attachés sur leurs pédoncules. Enfin les Téleutospores de *Puc. Graminis* sont dépourvues de *paraphyses,* qui sont des spores demeurées stériles.

Avec les Téleutospores finit la période annuelle de végétation du mycélium. C'est à ce fait du reste que leur nom fait allusion (τελευταῖος = final).

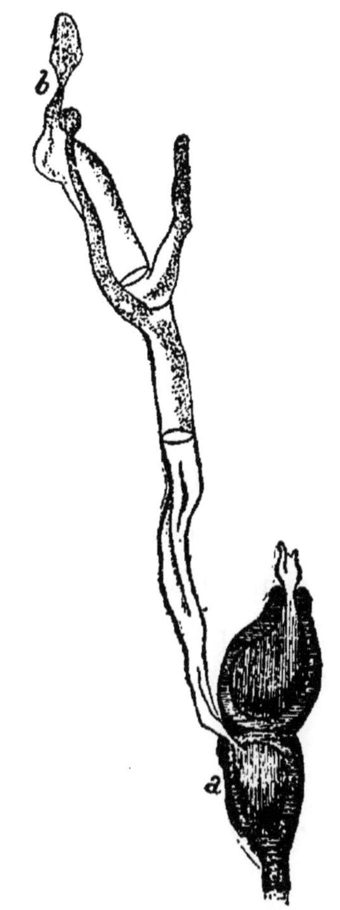

FIG. 12. — Téleutospore germant : *a. teleutospore*, *b. sterigmate*, portant une sporidie (d'après de Bary).

Ces Téleutospores ont besoin d'une période de repos avant de germer. C'est ainsi que, pendant l'hiver, exposées à l'action de l'humidité et disséminées même directement sur l'eau, elles ne germent point. Quand cette période est passée, c'est-à-dire au printemps, les spores poussent un filament promycélien de chacun de leurs pores de germination. Ce *promycélium* se cloisonne, se subdivise à son extrémité en un certain nombre d'articles, chacun desquels forme latéralement un petit rameau grêle, *sterigmate* (fig. 12, b.), bientôt terminé par une spore secondaire ou *sporidie* (fig. 12). Le vent enlève facilement ces sporidies légères et les répand sur les différentes plantes du champ. Tombées sur une feuille de blé ou de seigle, ou de toute autre graminée, ces sporidies, au lieu d'avancer dans leur développement, périssent inévitablement.

Avec la formation de sporidies les Téleutospores finissent leur rôle, qui consiste essentiellement à conserver l'espèce pendant l'hiver. Maintenant il faut qu'un nouvel hôte, qu'un autre substratum s'y offre pour que ce parasite singulier puisse accomplir tout le cycle de son développement.

γ. et δ. *Spermaties* et *Acidiospores*.

Les petites sporidies ne peuvent continuer le développement de la plante que si elles tombent sur les jeunes feuilles de l'épine-vinette (*Berberis vulgaris* L.) ou de quelques autres plantes de la même famille, que nous mentionnerons plus tard. Quand le boyau germinatif trouve la plante qui lui convient, il traverse les parois de l'épiderme et pénètre à l'intérieur de cette plante. Là il développe son mycélium rameux, qui s'étend entre les cellules et les tissus de la feuille de *Berberis* et envahit quelquefois les fleurs et les jeunes fruits. Bientôt sur les points infectés apparaissent de petits gonflements, sortes de pustules concaves sur la face inférieure et convexes sur la partie supérieure de la feuille.

Ces ampoules punctiformes et brillantes, du côté supérieur, jaunes et irrégulièrement disséminées sur le côté opposé, crèvent au bout d'un temps assez court et forment alors de petites coupes remplies d'une poudre rougeâtre. C'est sous cette forme que le cryptogame porte le nom de l'*Æcidium Berberidis*.

Jusqu'à ces derniers temps, on considérait le genre *Æcidium* comme renfermant un groupe naturel et clairement défini d'espèces qu'on constatait sur les feuilles ou les tiges de l'épine-vinette, du groseiller, de la renoncule, de l'anémone, de l'asperge, de l'ortie, etc. M. de Bary démontra, par des essais d'inoculations artificielles, que l'*Æcidium* n'est qu'une forme transitoire du champignon de la rouille et un résultat de développement des sporidies des Téleutospores de *Puc. graminis* dans les organes de l'épine-vinette, pour le cas qui nous occupe. D'autres expérimentateurs ont confirmé ces expériences et aujourd'hui il n'existe aucun doute à cet égard.

Le développement de ces deux sortes d'organes n'est pas simultané. Ce sont d'abord les pustules punctiformes supérieures, ou *spermogonies,* qui apparaissent, tandis que celles inférieures, ou *æcidiums,* leur succèdent quelques jours après.

Les spermogonies et les æcidiums présentent au microscope une structure caractéristique. Une coupe de la feuille malade de *Berberis* nous apprend d'abord que la structure anatomique de cette feuille n'est pas beaucoup modifiée. L'épiderme, en effet, de ses deux faces n'est point changé dans sa structure et la couche de cellules en palissade est à peine un peu plus haute qu'à l'état sain ; mais, par contre, le contenu des cellules est désorganisé et se compose de masses granuleuses et de gouttelettes huileuses, en partie incolores, en partie jaunes ou rougeâtres, issues des grains de chlorophylle et du plasma cellulaire.

A la partie supérieure de la feuille en question, on observe les spermogonies plongées dans son parenchyme. Elles ont la forme d'une poire dont les parois sont formées par un réseau serré de filaments mycéliens desquels s'élèvent de très fins pédoncules, en poils étroitement comprimés, qui se dirigent vers la partie centrale de l'organe. Ces poils sont très ténus ; ceux qui s'implantent à la partie supérieure de la spermogonie sortent au dehors comme un pinceau délicat (fig. 13, *a.*).

Ces filaments si minces, appelés aussi *sterigmates,* s'étranglent à leur extrémité libre et produisent des cellules globuleuses extraordinairement petites. Ces cellules sont des spores ou *spermaties.* Au commencement de leur formation, elles ne se détachent pas de leur pédoncule, mais elles se forment, les unes sous les autres, de façon à constituer un petit chapelet. Cependant, elles ne tardent pas à se séparer et à s'accumuler en grand nombre dans la cavité

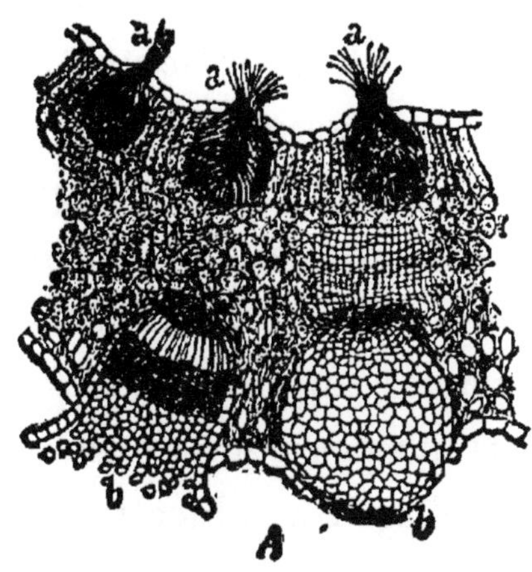

Fig. 13. — Section transversale de la feuille du *Berberis vulgaris; a, a spermogonies; b, b æcidium* à peridium bien distinct (d'après De Bary).

de la spermogonie. A la maturité de cette dernière, les *spermaties* sont rejetées dans une masse mucilagineuse incolore et transportées, grâce à leur extrême légèreté, à des distances considérables.

Les *spermaties* ne paraissaient pas vouloir germer. M. Tulasne, qui fut le premier à signaler ces fructifications chez les Ascomycètes [1], devant l'impossibilité d'obtenir

1. Tulasne, *Comptes rendus de l'Académie des sciences*, t. XXXII, 1851.

leur germination, leur avait attribué un rôle d'organes mâles et les avait désignés sous ce nom. M. Max Cornu, dans un travail important [1], a émis l'idée que les spermaties sont des spores asexuées et propres, grâce à leur taille réduite et leur masse presque impondérable, à la dissémination des espèces qu'elles représentent. Le même auteur a démontré aussi que leur germination se produit dans des milieux spéciaux pour chaque espèce et qu'elle commence pour les Urédinées par un petit bourgeonnement donnant naissance à des spores secondaires ou sporidies. Cependant M. Cornu n'a pas pu les suivre loin dans leur développement et, d'autre part, n'a pas même constaté la germination de beaucoup d'entre elles. Une objection pouvait en naître, c'est-à-dire que ces phénomènes de germination constatés par M. Cornu ne fussent que quelque chose d'analogue à ceux que l'on observe sur les grains de pollen des phanérogames.

M. Brefeld, tout en suivant la voie tracée par M. Cornu, a pu, dans ses liquides nutritifs spéciaux, non seulement constater la formation des boyaux germinatifs chez les spermaties, mais même les voir reproduire par leur développement complet les fructifications ascosporées de quelques Ascomycètes [2].

Nous-mêmes, nous avons pu faire germer les spermaties

1. Cornu, *Reproduction des Ascomycètes* (Annales des sciences naturelles, 6e série, t. III, 1876).

2. Voir ci-après les Généralités sur les Ascomycètes.

de la Puccinie en question, après les avoir laissées séjourner quelques jours dans les solutions nutritives inédites employées par M. Brefeld. Nous avons vu ces petits corps gonfler considérablement et produire un tube grêle, dont le développement fut malheureusement étouffé par les saprophytes qui envahirent en grand nombre notre culture. Il est, en effet, très difficile d'obtenir des cultures pures. Cette même difficulté n'a pas permis jusqu'ici à M. Brefeld de suivre la destinée de ces filaments germinatifs. Néanmoins cet auteur rapporte[1] avoir observé la germination des spermaties de *Puccinia graminis,* de *P. Tragopogonis,* de *P. coronata,* etc., commençant par un fil délicat et mince qui grossissait et formait bientôt un filament mycélien contenant des gouttes d'huile colorées en rouge orangé, qui sont si caractéristiques pour les champignons de la rouille.

En attendant que des nouvelles expériences viennent nous préciser plus rigoureusement le développement de ces organes, nous pouvons dès aujourd'hui les considérer comme étant dépourvues de toute faculté sexuelle et destinés plutôt à la reproduction du parasite.

Remarquons ici que le fumier ou les terres humectées et riches en matières organiques se chargent de faire dans la nature ce que nous faisons avec les liquides nourriciers dans nos laboratoires.

Sur la face inférieure de la feuille, les branches du

1. *Loc. cit.,* Heft. VII et VIII.

mycélium se pelotonnent également, se serrent de plus en plus et forment des tubercules de pseudo-parenchyme, enveloppés par une couche de minces filaments. Plus tard ce tubercule perce l'épiderme et se trouve ainsi formé d'une paroi de cellules hexagonales, appelée *peridium,* tandis que le fond est occupé par une assise de cellules allongées qui constitue la partie claire de notre æcidium *b* (fig. 13) et sur lesquelles sont plantées des files de spores semblables à des chapelets. Ces spores naissent du sommet à la base ; d'abord polyédriques par leur action réciproque, elles s'arrondissent plus tard, se détachent et s'échappent dans l'air par l'ouverture de la coupe. Mûres, elles sont revêtues d'une double membrane assez épaisse, lisse, pourvue de quatre pores germinatifs et contenant un protoplasme granuleux, d'une couleur orangée ; elles germent dans une atmosphère humide ou dans une goutte d'eau, assez vite, et donnent naissance à un boyau germinatif, lequel n'est plus capable de pénétrer les feuilles de l'épine-vinette et produire les pustules de l'*æcidium ;* il n'est susceptible d'un développement ultérieur que s'il tombe sur une céréale ou sur une graminée qui lui soit propre. Dans ce dernier cas seulement, les filaments-germes pénètrent par les stomates dans l'intérieur de la feuille, s'y développent en un mycélium qui, après une croissance de 8 à 14 jours, selon les cas, produit des bourrelets linéaires à spores orangées ou *Urédospores,* que nous avons décrits tout d'abord. Nous voici revenus à notre point de départ.

L'étude de ce champignon nous apprend le rôle important que l'épine-vinette joue dans l'existence de la rouille; le chapitre des remèdes nous dira les conséquences pratiques qui en découlent.

En tout cas, il est important de noter que les Urédospores et Téleutospores de cette espèce attaquent, outre les variétés cultivées du blé, de l'orge, du seigle et de l'avoine[1], d'autres graminées, telles que le chiendent (*Triticum repens*), la flouve (*Anthoxanthum*), et différentes autres espèces des genres *Agrostis, Aira, Alopecurus, Briza, Poa, Dactylis, Phleum, Agropyrum, Festuca, Lolium,* etc., et que les æcidiums ne se développent pas seulement sur l'épine-vinette, mais aussi sur d'autres Berberidées, telles que la *Berberis aristata,* espèce européenne, la Mahonie à feuilles de houx (*Mahon. acquifolium*), plante exotique cultivée dans les jardins, le *Berberis canadensis, altaicae, Neubertii, carolinae,* etc.

2. Puccinia Rubigo vera.

(D. C.) Wint. Die Pilze, p. 207.

(Rouille linéaire.)

Synonymie. 1815. — *Uredo Rubigo vera.* D. C. Flore Fr. VI, p. 83.

1848. — *Tricholosis Rubigo vera.* Lév. Diction. Univ. d'hist. nat. XII, p. 785.

1. D'après M. Garovaglio cette espèce attaque, très vraisemblablement, aussi le *riz.* (*Archivio trien.*, v. 1. Milano, 1874.)

1852. — *Puccinia striiformis*. Westend. 4, Not., p. 10. Bull. Acad. Belgique.
1866. — *Puccinia straminis*. d. Bary. Montasber. der Berl. Akademie.
1885. — *Puccinia Asperifolii*. (Pers.) Wettst. in Verhandl. Zool. bot. Gesells. Wien, p. 158.

1801. — *Æcidium Asperifolii*. Pers. Synopsis fung. p. 208.
1818. — *Æcidium Lycopsidis*. Desv. Observ. I, p. 97.
1824. — *Cæoma Asperifolii*. (Pers.) Schlechtend. Flor. Berolinens. II.
1824. — *Cæoma Rubigo*. Link. in L. Sp. pl. II, p. 4.
1828. — *Cæoma Boragineatum*. Link. in L. Sp. Pl. VI, p. 83.
1876. — *Æcidium Symphyti*. Thüm. in Oest. Bot. Zeitung. p. 15.
1878. — *Æcidium Pulmonariæ*. Thüm. Pilz. Sibir. II Beih n. 158, in Bull. Moscou.
1879. — *Æcidium Lithospermi*. Thüm. in Oest. Bot. Zeit. n° 11.

Exsiccata. Fuckel., Fung. rhen. 274, 321, 2516. Rabh. Herb. mycol. 288, 365. Rabh. Fung. Europ. 198, 1086, 1478, 1600, 2386. — Thümen. Fung. Austr. 84, 85, 103, 395, 731, 846, 1023. Thüm. Mycoth. 230, 831, 1123, 1425, 1521. — Briosi e Cavara. III, 60.

Caractères extérieurs de la maladie. — Le *Puccinia Rubigo vera* présente les mêmes phases de développement que l'espèce précédente et offre aussi, sur les graminées surtout, des caractères extérieurs presque identiques.

Les taches orangées forment des bandes étroites, parallèles aux nervures des feuilles et semblables en forme et en couleur à celles de la puccinie des graminées. Ces taches finissent aussi par crever l'épiderme et laisser échapper leur contenu sous forme d'une poussière rougeâtre.

La rouille noire se présente aussi sous le même aspect, sinon que l'épiderme, au lieu de crever, couvre pendant longtemps les taches noirâtres.

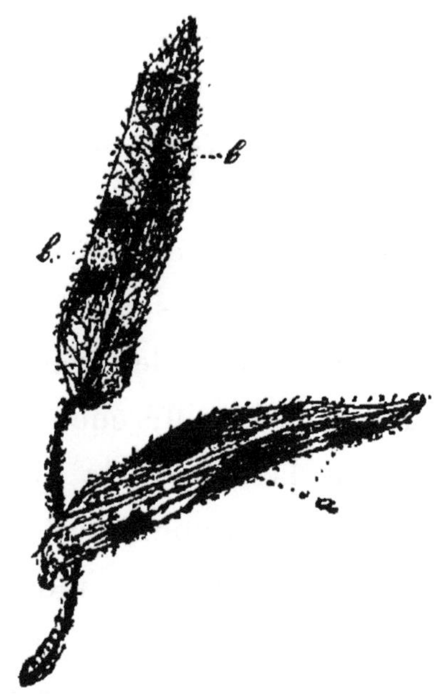

Fig. 14. — Deux feuilles de la *Buglosse officinale* montrant les æcidiums (a, b, b) du Puccinia Rubigo vera en différents états de développement. (D'après nature.)

Ce caractère distinctif n'est pas toujours suffisant et dans beaucoup de cas il faut recourir au microscope si on désire se fixer sur la sorte de rouille qui envahit la culture.

Cependant le *Puc. Rubigo vera,* loin de choisir l'épine-vinette pour compléter le cycle de son développement, va chercher un grand nombre de mauvaises herbes qui pullulent dans nos champs et qui appartiennent toutes à la famille des Borraginées. Là il achève ses formes en provoquant des altérations très caractéristiques. Sur les points infectés, la feuille grossit, se colore d'abord en jaune, puis en rouge foncé (fig. 14, a.), son épiderme se crève et laisse passer de petits cylindres proéminents, distinctement visibles, formés par les bords de l'enveloppe de l'æcidium et remplis d'une poussière rougeâtre (fig. 14, b, b.).

Étude botanique du champignon. — Le *Puccinia Rubigo vera* offre beaucoup d'analogies avec le *Puc. graminis,* aussi bien dans la succession des générations que dans l'*heteroœcie.* Néanmoins la différence dans la dimension de ses formes et dans la nature de quelques-uns de ses *substratums* le distingue nettement de l'espèce précédente. Donc ici, pour ne pas nous répéter, nous nous limiterons à signaler ces différences.

Son *mycélium* ne présente rien de particulier. Les *Urédospores* qu'il forme sont elliptiques ou sphériques ; elles présentent à peu près les mêmes dimensions que celles de la Puccinie précédente et leur exospore est aussi verruqueux (fig. 15), de sorte que la détermination de cette espèce par sa forme urédosporée ne peut pas être certaine.

Le *Puccinia Rubigo vera* des céréales peut cependant

être facilement différencié et reconnu par ses *Téleutospores*. Elles sont à peu près aussi longues, mais plus larges, que celles de l'espèce précédente ; leur exospore est plus grosse ; leur forme plus irrégulière, car elles se développent et restent sous l'épiderme ; et leur pédicelle relativement très court (fig. 15). Enfin un dernier caractère distinctif consiste dans la présence des *paraphyses* (voir la section transversale de la fig. 15), dont le *Puc. graminis* est privée.

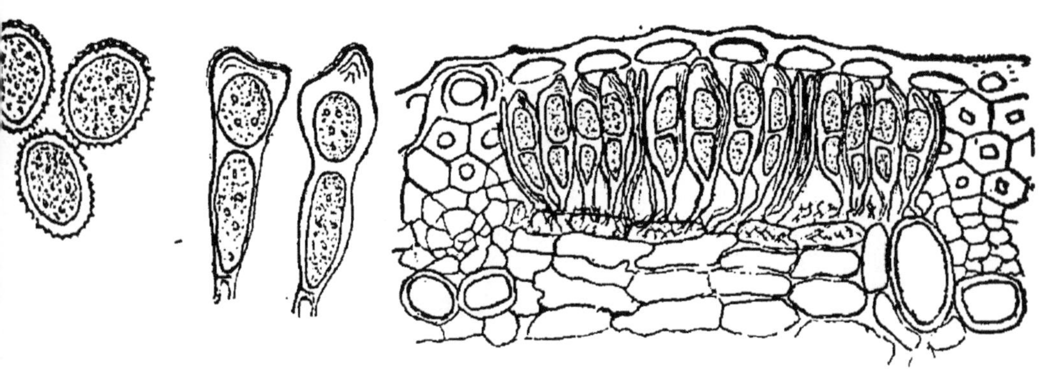

Fig. 15. — *Puccinia Rubigo vera*. Urédospores et Téleutospores. A droite une section transversale d'une feuille d'avoine montrant un groupe de teleutospores développées sous l'épiderme. (D'après Cavara.)

D'aprés M. Bolley, ces filaments intercalés entre les Téleutospores ne sont pas des paraphyses proprement dites, c'est-à-dire des Téleutospores atrophiées et stériles, mais simplement des expansions en direction verticale de l'hyménium de la base. Quoi qu'il en soit, ces productions paraphysomorphes n'existent pas moins et ne cessent pas de former un caractère distinctif puissant entre les deux espèces. La germination des Téleutospores (fig. 16) ne présente rien de particulier. Les sporidies de ces Téleutospores, ainsi que celles de la Puccinie précédente, ne peuvent pas se développer sur les céréales. Dans ce cas, le phénomène de l'hétéroœcie, soupçonné et démontré par le même M. de Bary, se montre clairement. En 1866, ce savant distingué remarqua que les sporidies formées par la germination des

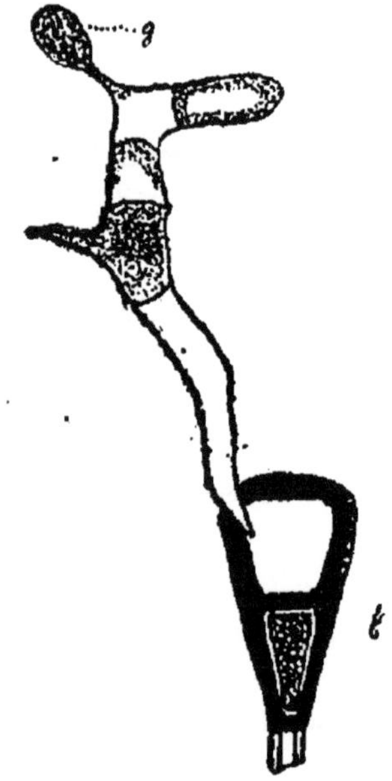

Fig. 16. — *Puccinia Rubigo vera*. Téleutospores en germination ; *g*, conidie ou sporidie. — Grossis. 300 d. (D'après de Bary.)

Téleutospores ne pénètrent point dans les feuilles des graminées. La découverte relative au développement du *Puccinia graminis* lui laissa présumer qu'il ne s'agissait point d'un fait isolé et que les germes en question pourraient s'introduire dans un autre genre de plante dicotylédone pour y donner naissance à quelque *æcidium.* « Mais quelle « devait être cette plante, dit-il[1], je ne pouvais invoquer « pour la découvrir ni expérience, ni notion acquise; « toutefois une réflexion devait me guider dans cette « recherche, il me fallait penser tout d'abord aux plantes « qui nourrissent un *Æcidium* à l'exclusion d'Uredo et « de Téleutospores, et qui ont en outre coutume de vivre « dans le voisinage des graminées habitées par le *Puc.* « *Straminis.* Je pouvais donc choisir entre les *Berberis,* « les *Ramnus,* l'*Urtica, Taraxacum, Ranunculus, An-* « *chusa officinalis,* etc., toutes plantes sur lesquelles on « observe des æcidiums plus ou moins distincts. M'étant « donc procuré des feuilles fraîches, jeunes, mais bien « développées de chacune de ces plantes et arbustes, j'y « semai le même jour des sporidies de *Puc. Straminis.* « Les germes que donnèrent ces corpuscules ne pénétrèrent « dans aucune des feuilles, si ce n'est dans celles de l'*An-* « *chusa officinalis* (Buglosse officinale). Quarante-huit « heures après l'ensemencement, une multitude des germes « plongeait dans la cavité des cellules épidermiques de ces « feuilles. Six jours plus tard, des taches pâles, blanchâtres « se montrèrent là où les sporidies avaient été déposées et « le parenchyme de la feuille était aux mêmes places tout « pénétré de *mycélium* très rameux qu'on reconnaissait « aisément pour être celui d'une Urédinée ; enfin, le trei-

1. *Monatsber. der Berlin. Akad.*, 1866, p. 205-215.

« zième jour après le commencement de l'expérience, les « spermogonies d'æcidium étaient déjà parfaitement déve- « loppées sur les taches en question. »

Ces expériences, exécutées d'abord sur des feuilles de Buglosse détachées et mises sous cloche, furent ensuite répétées par le même auteur sur les cotylédons de quatre jeunes plantes de *Lycopsis arvensis* élevées en pot. Là le phénomène s'est reproduit plus distinctement encore.

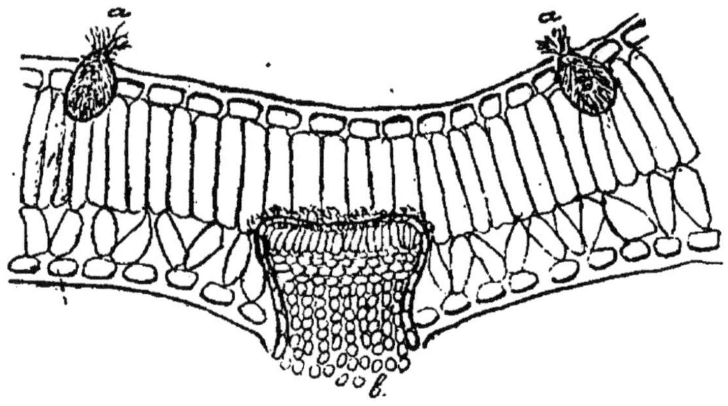

Fig. 17. — Coupe schématique d'une feuille de *Buglosse officinale*, présentant en *a a* des spermogonies et en *b* un æcidium du *Puccinia Rubigo vera*.

Les spermogonies et les æcidiums s'y forment de la même façon que pour la Puccinie précédente, et ils ont une forme analogue (fig. 17).

Aussitôt que les *Æcidiospores* obtenues par M. de Bary sur le *Lycopsis* furent mises à germer sur les feuilles de jeunes plants de seigle, élevés en pot, il s'en est suivi le développement d'un *Uredo* qui, sept ou huit jours après, donna naissance à des *Urédospores* mûres. La végétation du champignon demeura circonscrite aux feuilles ensemencées et des exemplaires de contrôle plantés dans les mêmes pots que les premiers, mais laissés purs de toute infection, restèrent sans parasite.

Une des plantes de seigle artificiellement infectée d'*æcidium* montra, à la place même qui en avait reçu les spores, des sores téleutosporiques caractérisés de *Puc. Rubigo vera*.

Ce qui précède démontre évidemment que le *Puc. Rubigo vera* est un parasite hétéroïque. Il montre son *Uredo* et ses *Téleutospores* sur les Graminées et il s'y multiplie par l'Uredo toujours identique avec lui-même. L'æcidium, au contraire, issu de la germination des sporidies des Téleutospores et qui est une part intégrante de la Puccinie en question, n'apparaît que sur les Borraginées, seules capables de le nourrir.

Fait digne de remarque : le mycélium de cette espèce hiverne parfaitement, sans mourir, dans le parenchyme des feuilles du blé.

L'*Æcidium* du *Puccinia Rubigo vera* croît indifféremment aux dépens de plusieurs espèces de Borraginées, même de genres différents ; nous en citerons les principales : la Bourrache officinale (*Borrago officinalis*), la Buglosse officinale et celle des champs (*Anchusa officinalis* et *arvensis*), la Lycopode des champs (*Lycopsis arvensis*), la Consoude tubéreuse et officinale (*Symphytum tuberosum* et *officinale*), la Nonnée brune (*Nonnea pulla*), le Gremil des champs (*Lithospermium arvense*), la Vipérine commune (*Echium vulgaris*), la Pulmonaire (*Pulmonaria officinalis mollis*), la Cynoglosse officinale (*Cynoglossum officinalis*), la Cérinthe (*Cerinthes minoris* et *alpinus*), etc. Les *Urédospores* et *Téleutospores*, au contraire, se développent sur les graminées, comme le Blé, le Seigle, l'Avoine, le Vulpin (*Alopecurus*), l'Agrostide (*Agrostis*), le Brome (*Bromus*), la Fétuque (*Festuca*), le Houlque (*Hulcus*), la Keulerie (*Kœleria*), etc.

M. Korn [1] a fait une variété *simplex* pour le *Puccinia Rubigo vera* qui croît sur l'Orge, qui a été tour à tour spécifié sous le nom de *Puccinia anomala* Rostr. [2] et *Puccinia Hordei* Fuck. [3].

L'espèce *Rubigo vera* fut constatée presque sur toute l'Europe et l'Amérique du Nord ; la variété *simplex* seulement en Allemagne.

3. Puccinia coronata.

Corda. Icon. Fung. 1, p. 6, t. III.

(Rouille couronnée.)

Synonymie. 1817. — *Puccinia sertata*. Preuss. D. C. Flore Franc. t. 3.

1. Körn. in *Landwissensch. und Forstwissensch. Zeitung*. 1865, n. 50.
2. Rostr. in Thümen. *Mycoth. Univers*, n. 831.
3. Fuckel. *Symb.* II, p. 16.

1888. — *Puccinia Rhamnii* (Gmel). Wettst. in Verhd. Wien.

1789. — *Æcidium Rhamni*. Gmel. in Linné Syst. nat. II, p. 1462.
1801. — *Æcidium Crassum*. Pers. Syn. Fung. p. 208.
1803. — *Æcidium Frangulæ*, et *Æcidium Cathartici*. Schum. Fl. Saell. II, pag. 225.
1815. — *Æcidium irregulare*. D. C. Flore Fr. II, p. 245.
1824. — *Æcidium elongatum*. Link. Spec. II, pag. 63.
1833. — *Æcidium poculiforme*. Wallr. Flora Crypt. Germ. p. 287.

Exsiccata. Fuckel. Fung. Rhen. 277, 322. Rabhen. Herb. mycol. 192, 290, 681. Id. Fung. Europ. 692, 1980, 2174. Thüm. Mycoth. 288, 325, 933, 1124. Schweiz. Kryptog. 313.

Cette espèce, moins fréquente que les précédentes, forme sur les deux faces des feuilles de l'*avoine* et quelquefois de l'*orge* d'abord des taches orangées lancéolées ou linéaires, puis des bandes noires assez larges entre les cordons des faisceaux fibro-vasculaires.

Les *Urédospores* sont aiguillonnées, irrégulièrement sphériques ou ovales, plus petites que celles des espèces précédentes : 19 à 28 μ de longueur sur 16 à 21 μ de largeur.

Les *Téleutospores* restent pendant longtemps sous l'épiderme et possèdent un pédicelle bien court ; elles se caractérisent par des protubérances particulières, disposées le plus souvent en couronne et portées par la loge supérieure de la spore biloculaire (fig. 18). Ces excroissances constituent un caractère moins sûr qu'on ne le croit généralement. Si elles sont, en effet, normales, elles ne sont pas toujours exclusives pour cette espèce. C'est ainsi que dans certains cas on les retrouve chez le *Puccinia Rubigo vera*, provenant, sans doute, de l'emboîtement de la loge supérieure des Téleutospores dans les espaces laissés entre les cellules épidermiques. L'embarras qui en découle pour la distinc-

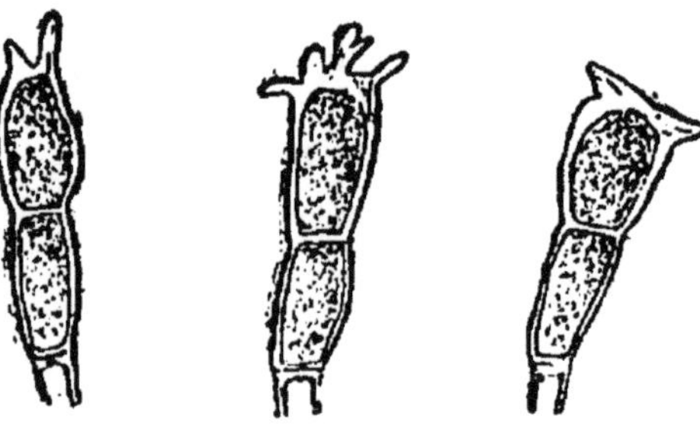

FIG. 18. — Trois Téleutospores du *Puccinia coronata*, fortement grossies (d'après nature.)

tion de ces deux espèces par leurs formes téleutosporiques se complique encore plus si le *Puc. Rubigo vera*, comme il arrive quelquefois, est privé de ses fausses paraphyses.

Cependant, dans la plupart des cas, la distinction entre ces deux espèces est possible.

La biologie de cette espèce a fait aussi l'objet des recherches de M. de Bary. Ce savant démontra que les

Téleutospores de *Puccinia coronata* germent après la fin de l'hiver de la même manière que celles des espèces voisines et que leurs sporidies, d'une teinte pâle de jaune orangé, ne font pénétrer leur tube germinatif que dans l'épiderme des jeunes feuilles de la Bourdaine (Frangula vulgaris), où il donne naissance à un *æcidium* (Æcidium, Rhamni. Gml.). Le même auteur a aussi prouvé que les *æcidiospores* polygonales, verruqueuses et orangées, formées sur les feuilles de la Bourdaine, n'attaquent point le *blé* et le *seigle,* et ce n'est que sur l'*avoine* qu'elles continuent leur cycle évolutif.

. On sait que l'*Æcidium* du *Puccinia coronata* croît indifféremment sur les feuilles, les pétioles, le calice et les fruits non mûrs du *Nerprun* (Rhamnus catharticus) et de la *Bourdaine* (Frangula vulgaris) et que ses *urédospores* et *téleutospores* vivent sur l'*avoine* et l'*orge,* ainsi que sur un certain nombre de plantes analogues à celles que choisissent les formes correspondantes du *Puccinia Rubigo vera.*

Cette rouille, qui pourrait être désignée sous le nom de la *rouille couronnée,* fut observée dans presque toute l'Europe, l'Amérique du Nord et l'Afrique septentrionale.

II. PUCCINIES HOMOIQUES.

1. Puccinia Sorghi.

Schwein. North Amer. Fungi, pag. 295, No 21910.

(Rouille du maïs.)

Synonymie. 1815. — *Ruggine del grano turco.* Carradori in Giorn. fis. Pavia, vol. VIII.

1840. — *Uredo zeæ*. Desmaz. in Annal. Scienc. Nat. p. 182.

1844. — *Puccinia Maydis*. Béreng. in Atti XI Riun. scienz. ital. in Milano, p. 475.

1845. — *Puccinia arundinacea* var. *maydis*. Cast. Catal. des plantes aux environs de Marseille, I, p. 199.

1845. — *Puccinia Zeæ*. Béreng. in Klotzsch Herb. mycol. Centur. XVI, suppl.

Exsiccata. Bad. Krypt. 605. Rabenh. Fungi Europ. 183, 1688, 2172. Thüm. Fung. Austr. 230, Thüm. Mycoth. 231. Pass. Erbario crittog. italiano, 1204. Briosi e Cavara I, 7.

Carradori, le premier, a fait connaître cette espèce et l'a décrite sous le nom de *rouille du Maïs* dans un mémoire lu à la Société des Georgophiles de Florence et publié dans le *Journal de Physique, etc.,* de Pavie. Schweinitz et Desmazières la spécifièrent plus tard. Bérenger, et après lui Pœtsch, Saccardo et Rabenhorst donnèrent successivement à cette espèce des noms différents, sans sembler connaître l'exacte description donnée par Carradori et revendiquée plus tard par MM. Garovaglio et Pirotta [1].

Le *Puccinia Sorghi* présente des caractères extérieurs analogues à ceux de la rouille commune des graminées.

De petites taches, d'abord jaunâtres, puis devenant

1. *Archivio del laborat. di Botanica crittogam. presso la R. Univers. di Pavia,* vol. II et III, p. 41. Milano, 1879.

rouges, précèdent la formation de petits coussinets oblongs ou linéaires. Ces coussinets font vite crever l'épiderme qui les couvre, et mettent en liberté la masse des *urédospores* qu'ils contiennent. Ces dernières, quand elles sont mûres, possèdent des contours aiguillonnés et une couleur rouge foncée. Leur forme est sphérique, elliptique ou ovale et leurs dimensions varient de 23 à 28 μ de longueur sur 20 à 26 μ de largeur.

Les Urédospores, après avoir multiplié le champignon pendant l'été, cèdent leur place aux *Téleutospores*, qui se manifestent aussi sous forme de petits coussinets d'une couleur foncée, couverts pendant longtemps sous l'épiderme. Examinées au microscope, elles apparaissent sous une forme en massue ou elliptique ; elles sont rétrécies au milieu, arrondies à la base, pointues et rarement rondes à l'extrémité et lisses aux contours. Ces téleutospores, caractérisées par une couleur châtain-foncé et une dimension qui varie entre 28 à 45 μ de longueur sur 12 à 17 μ de largeur, sont supportées par un long et fort pédicelle persistant et moins coloré que la spore.

La rouille du maïs rentre dans le groupe des Puccinies imparfaites. Au printemps, en effet, les sporidies de ses téleutospores, en germant sur les feuilles du maïs ou du sorgho, reproduisent la forme *uredo,* sans que la formation d'un *æcidium* soit nécessaire. Il y a donc, à côté de l'*homoœcie* ou *homoxénie,* une suppression de formes, un manque d'æcidies et de spermogonies.

Le *Puccinia Sorghi* ne fut que très rarement accusé comme auteur de graves dégâts ; néanmoins, on le rencontre très fréquemment sur les maïs ; on peut même dire qu'il est rare de trouver des champs de cette culture entièrement exempts du parasite en question.

Ce champignon a été constaté jusqu'ici en France, Italie, Autriche, Allemagne et Portugal, ainsi que dans l'Amérique du Nord, dans l'Amérique du Sud et au S.-E. de l'Afrique.

2. Puccinia purpurea.

Cooke in *Grevill.* VI, p. 15.

Cette espèce a été observée sur le sorgho aux Indes orientales.

Elle diffère de la précédente par la forme et la dimension de ses *Urédospores,* qui sont lisses et ovales et qui mesurent 35 μ de longueur sur 25 à 30 μ de largeur. Les *Téleutospores* aussi sont caractéristiques ; brunes et d'une forme ovale-allongée, elles possèdent une loge supérieure hémisphérique et une loge inférieure presque conique. Elles sont longuement stipitées ; leur dimension varie de 40 à 45 μ de longueur sur 22 à 25 μ de largeur.

Ce champignon, que nous sachions, n'a pas été constaté en Europe.

B. Genre Uredo.

Pers.

Le genre *Uredo* peut être regardé comme occupant une place provisoire parmi les Urédinées. Il contient, en effet, les espèces qui nous sont seulement connues sous leur forme *urédosporée*. M. Langerheim a attribué à ce genre le parasite qu'il a découvert dernièrement sur la vigne en Amérique (*Uredo Vialæ*).

L'espèce qui nous intéresse c'est l'

Uredo glumarum.

Rob. in Desmaz. *Exsic.* fasc. XXIII.

(Rouille des glumes).

Exsiccata. Desmaz. *Les Pl. cryptog. de Fr.* 1076. *Westend. herb. crypt. belge.* 568. Thüm. *Herb. myc. œcon.* 7.

L'*Uredo glumarum* vient dans l'intérieur et plus rare-

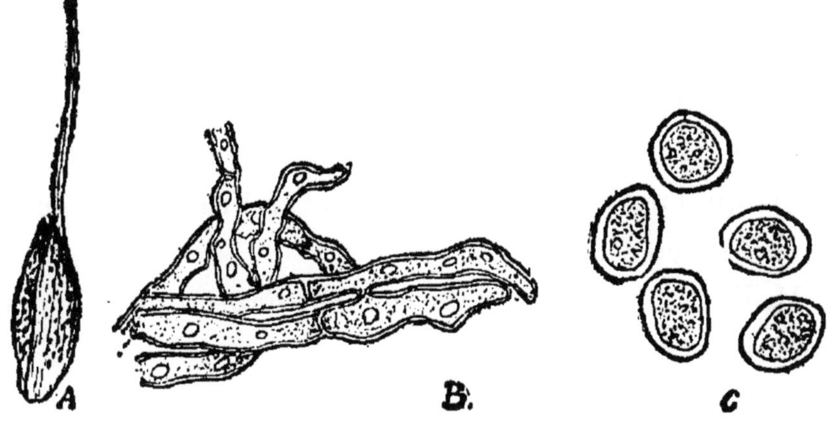

Fig. 19. — A. Une glume du blé un peu grossie et atteinte de l'*Uredo glumarum*. B. Mycélium du champignon. C. *Urédospores* grossies 580 diam. (D'après nature.)

ment à l'extérieur des glumes et des balles du blé, et quelquefois aussi sur les arêtes et sur le grain. Il s'y manifeste par des pustules rougeâtres, arrondies ou un peu allongées et convexes (fig. 19, A.). Ces pustules, d'abord assez écartées les unes des autres, deviennent plus tard confluentes et impriment aux épillets une physionomie particulière: indépendamment de la teinte jaune qui s'aperçoit à travers les balles et les glumes, celles-ci s'écartent du grain, et le grain lui-même est plus gros.

Le champignon apparaît ordinairement quelque temps après la floraison, et attaque quelquefois un seul épillet dans un épi, d'autresfois deux ou trois, d'autresfois, enfin, un plus grand nombre. En empêchant les organes atteints de se développer, ce petit parasite nuit considérablement à la formation de l'épi, et par suite des grains.

Le contenu des pustules vu au microscope se montre formé de spores sessiles globuleuses ou légèrement ovoïdes, lisses, d'un jaune orangé des plus vifs.

Le blé rouillé est plus sujet au développement de cet *uredo* qu'il n'a été constaté jusqu'ici en France, en Belgique et en Angleterre.

M. de Toni indique aussi comme *habitat* de ce champignon les semences du maïs.

CONDITIONS DU DÉVELOPPEMENT DES ROUILLES.

Nous avons cru pouvoir réunir dans le même chapitre les conditions de développement de différentes espèces à cause des grandes analogies qu'elles présentent entre elles.

Les conditions de développement d'une maladie sont toujours utiles à connaître. Elles découlent de la manière de vivre du parasite, qui provoque la maladie même, et doivent servir, par conséquent, de criterium aux procédés qu'on doit employer pour la combattre. Ces conditions varient avec la nature du champignon, mais elles peuvent se résumer presque toujours dans ces simples expressions : *bon état des germes ou spores, chaleur et humidité suffisantes, hôte offrant un substratum convenable*. Il va de soi que le degré de chaleur et la quantité d'humidité varient d'une espèce à l'autre, et que les différents parasites attaquent les plantes à des périodes de croissance différentes. Néanmoins, l'ensemble des conditions énoncées ci-dessus se lie toujours intimement à l'existence et à la marche de la maladie, tandis que la suppression d'une quelconque de ces conditions, provoquée par l'action de l'homme (état caustique des spores, empoisonnement du substratum, cas du Peronospora, etc.) ou par l'intervention de la nature (sécheresse prolongée, etc.), entraînera toujours la suppression de la maladie. Mais comme en pratique la suppression complète de l'un de ces facteurs n'est pas réalisable, on arrive, tout au plus, à atténuer ou annuler les effets de la maladie, tout en permettant à l'espèce qui la provoque de se perpétuer à travers les âges. Quant au cas de la rouille, les choses se modifient un peu, grâce à l'hétéroœcie des espèces qui la provoquent.

Quoi qu'il en soit, en partant des *Æcidiospores* développées sur l'épine-vinette, les Borraginées, ou les Rhamnées, nous aurons à constater que la chaleur et l'humidité requises pour leur germination, et que des tissus riches en matières protéiques pour leur développement ultérieur, sont indispensables. Si ces conditions se réalisent, la formation des *Urédospores* est assurée. Celles-ci, à leur tour, exigeront le prolongement de ces conditions pour leur propagation.

On remarquera la prédilection que la rouille orangée montre pour les boutons floraux, les jeunes organes, et, en général, pour les variétés d'une végétation exubérante. Ce fait, ainsi qu'on le verra par la suite, ne reste pas sans conséquence pour la pratique agricole. Les plantes altérées par d'autres maux, tels que la verse, le charbon, la carie, etc., paraissent plus sujettes à l'attaque de cette rouille, qui s'y développe avec beaucoup de vigueur.

Les *Téleutospores,* qui ordinairement succèdent à la rouille orangée, ne demanderont qu'au printemps suivant les conditions nécessaires à leur germination. Les petites spores cependant qui résulteront de cette germination, au lieu d'envahir les jeunes céréales, iront demander l'hospitalité à des feuilles de plantes toutes différentes, comme l'épine-vinette, les Borraginées, etc., qui seules peuvent rendre possible leur développement ultérieur et assurer par cela même l'existence de l'espèce. Les *Æcidiums* qui résulteront de ces sporidies demanderont, à leur tour, les conditions précitées.

La connaissance des conditions de développement de la

rouille va nous servir pour l'exposé des procédés auxquels on a ordinairement recours pour prévenir ou combattre cette maladie.

EFFETS DE LA ROUILLE.

Le dommage causé aux céréales par la rouille vient, on le sait, de ce que le champignon assimile pour son propre usage les principes élaborés par ces plantes. L'affaiblissement que la jeune plante subit est proportionnel aux matériaux qui, au lieu de contribuer à la croissance de la tige et à la formation des grains, comme c'était leur destination, sont appropriés par le champignon. Il s'ensuit que la plante se développe mal, et que les grains restent vides en grande partie. Mais comme les céréales, au moment où la *rouille orangée* les attaque, se trouvent dans une période d'assimilation très active, il est rare qu'elles éprouvent un dommage sérieux, à moins qu'une saison exceptionnellement pluvieuse mette à la disposition du champignon une quantité d'humidité suffisante pour produire plusieurs générations successives de spores.

Quelques jours d'un brillant soleil arrêtent les progrès du parasite et les plantes vigoureuses triomphent du mal, sans dommages sérieux.

Mais, si la *rouille noire* vient à apparaître à une époque plus avancée de la croissance des céréales, les conditions sont entièrement changées. La période d'active assimilation de la plante est passée. La plante a emmagasiné les aliments dans ses différentes parties ; les progrès de la floraison et de la fructification se poursuivent. L'amidon transformé passe des cellules où il était momentanément emmagasiné, dans les grains, sa destination dernière. Le champignon l'arrête au passage et se l'assimile pour son propre usage. Les céréales ne sont plus capables de lutter contre le parasite comme dans un âge moins avancé, quand le champignon formait la rouille orangée. Il n'y a pas moyen de s'opposer au développement du parasite aux dépens de la plante, et par conséquent le grain sera d'autant moins plein que l'action malfaisante du champignon aura été plus longue et plus étendue.

La localité ainsi que les méthodes de culture contribuent beaucoup à rendre cette maladie plus ou moins fréquente et dangereuse. Tessier rapporte, dans son livre[1], qu'on a vu la rouille en certaines années et certains cantons produire la perte presque totale des grains ; d'autres fois on a estimé le dommage qu'elle a causé à la moitié, au tiers ou au quart de la récolte.

Aujourd'hui, dans les localités surtout où on s'est mis sérieusement à lutter contre le mal, il est rare de constater des dommages pareils. Parmi les désastres de ces derniers temps il convient cependant de signaler : celui de l'année

1 Tessier, *Traité des maladies des grains*. Paris, 1783.

1879 en Italie, où la presque totalité des récoltes fut détruite par la rouille dans le Milanais, l'Emilie, les Romagnes, le Bénévent, etc., celui de Sicile en 1881, où il paraît que les dégâts les plus graves étaient causés par la rouille linéaire (*Puc. Rubigo vera*), enfin, en 1887, celui des blés de Milly et Arpagon (Seine-et-Oise), où la récolte a été à peu près perdue, et qui a donné lieu à une discussion animée au sein de la Société Nationale d'agriculture de France.

Mais ces effets fâcheux ne se limitent pas aux grains ; la paille ressent aussi directement l'attaque. Les pailles rouillées, en effet, sont sujettes à être triturées par le battage ; elles constituent une litière peu abondante et de qualité inférieure ; elles nuisent aux animaux, surtout aux chevaux, qui les mangent, et provoquent des indigestions, des irritations du bas ventre et de l'intestin, des coliques, des diarrhées, des contractions spasmodiques etc.[1] Ainsi, sans citer les auteurs qui depuis Tessier ont parlé de ces effets (Bayle Barelle, Langius, Gianani, Losana, etc.), nous dirons que dans ces derniers temps M. Fischer a eu l'occasion de constater des cas d'empoisonnement sur des bêtes qui avaient fait usage de pailles rouillées. Magne, qui les a essayées à Alfort sur un troupeau de moutons, n'a pas eu à constater l'effet du poison, mais il dit que ces pailles ont perdu une

1. Santo Garovaglio. *Sui Microfiti della ruggine del grano.* (Archivio del Labor. Crittog. di Pavia, vol. I, pag. 16).

partie de leurs principes nutritifs et on peut craindre qu'elles soient irritantes et aptes à déterminer des accidents.

La rouille, si elle est intense, peut incommoder les moissonneurs et les batteurs, et même troubler la respiration des animaux (Langius) qui reçoivent de la paille ainsi rouillée comme litière.

MOYENS DE DÉFENSE.

L'histoire de ces champignons, leurs générations alternantes, etc., ne sont pas seulement du plus haut intérêt pour la science, mais elles comportent aussi d'importants enseignements pour le cultivateur. Ces considérations nous montrent, en effet, que nous avons à poursuivre l'ennemi sur les céréales et les graminées des prairies, aussi bien que sur maintes plantes herbacées et ligneuses sauvages. Du reste on pressent que la destruction directe du parasite est impossible et que la présence d'un substratum défavorable, ou la suppression complète de l'un de ces hôtes, sont nos seules ressources pour la lutte.

Poursuivons d'abord la rouille sur les graminées.

Celles de nos céréales qui développent lentement leurs feuilles sont exposées aux atteintes de la rouille plus longtemps que celles dont les feuilles se développent rapidement. C'est pour cela que le blé d'hiver souffre ordinairement plus que le blé d'été. Ce n'est plus la même chose pour le seigle, dont les variétés, automnales ou printanières, sont également attaquées.

En tout cas, c'est une chose aujourd'hui acquise que parmi les différentes variétés de blés cultivés, il y en a qui présentent plus de résistance que les autres. Ainsi des expériences de M. Pietrusky [1] il résulte que les variétés suivantes résistent le mieux à la rouille :

Le blé du Bengale et le blé géant d'Eley ;

Le Campfane price, le blé-champion, le blé géant de Richmond, le blé rouge à six rangs et le Prince Albert ;

Le blé nouveau de Castille ;

Le blé hérisson et le blé velouté brun ;

Le blé géant de Sainte-Hélène, le blé velouté rouge et le blé tunisien ;

Le *Triticum monococcum* ;

L'épeautre.

Settegast [2], qui a fait beaucoup d'expériences à ce propos, fut aussi porté à considérer :

Le blé de Pologne (*Triticum polonicum*) :

Le blé dur (*Triticum turgidum*) et surtout la variété de Sainte-Hélène, comme le plus résistants à la rouille.

D'autre part, des cultures expérimentales exécutées en Allemagne par Werner, Körnicke et Havenstein [3], il résulte que le *blé de Kessingland,* lequel du reste est peu exigeant

1. Vesque et Jubainville. *Les maladies des plantes cultivées*, pag. 165-166. Paris, 1878.

2. *Zeitchr. für Ethnolog.* von Bastian. u. Harman. 1871, Heft II, pag. 95.

3. Sorauer, loc. cit., t. II, pag. 220.

pour le terrain et qui n'a pas de prédisposition à la verse, ainsi que la variété anglaise d'hiver : *Spalding's prolific*, qui préfère les terrains sablo-argileux et qui fournit une abondante récolte, présentent beaucoup de résistance à la rouille.

Enfin, suivant les observations faites depuis longtemps et confirmées expérimentalement dans ces derniers temps par M. Vilmorin[1], les variétés américaines, même originaires de variétés européennes (exportées d'Angleterre en Amérique), sont bien plus sujettes que ces dernières aux atteintes des cryptogames de la rouille.

Dans les expériences que nous venons de citer, la culture, les fumures, la nature du sol n'avaient cependant exercé aucune influence visible, de sorte qu'il faut croire que la variété seule avait agi. Ces résultats nous fixent sur la résistance de différentes variétés et peuvent servir à diriger d'autres essais.

Le secret de cette résistance est dans la rusticité et la santé des variétés. Nous avons vu que les variétés peu rustiques, sujettes à la verse et altérées par d'autres maladies, charbon, carie, etc., sont les plus sensibles à la rouille.

On se préoccupera d'avoir des variétés, autant que possible, rustiques, résistantes à la verse et précoces. Il ne faudrait pas non plus oublier de sulfater les semences pour obtenir des plantes exemptes d'autres maladies.

1. *Bulletin de la Société Nationale d'Agriculture de France*. Séance du 23 juin 1886.

Mais outre la résistance de la variété, une autre chose attirera l'attention de l'agriculteur : les fumures. On n'apportera pas aux champs un excès d'engrais surtout riches et azotés[1], en raison de la prédilection avec laquelle le parasite attaque, comme nous avons vu, les végétations exubérantes. D'autre part il faut en fournir assez pour donner de la force aux plantes et activer leur assimilation. A la suite de plusieurs expériences comparatives, on a eu l'occasion de remarquer que le seigle, ainsi que le blé, fumé en excès était plus sensible à la rouille.

Malheureusement toutes ces précautions, qu'un beau temps pendant la végétation des céréales rend vraiment efficaces, se montrent insuffisantes, si les pluies sont persistantes et favorisent la germination du parasite.

Et maintenant, voici le moment de la récolte arrivé, les spores brunes ou rouges, dans le cas de l'Uredo, de la rouille sont attachées à la paille après la moisson. Ces germes constituent les agents par lesquels le champignon conserve sa vitalité pendant l'hiver. Si on convertit la paille qui les porte en fumier, on ne les détruit pas, on leur fournit au contraire des conditions nécessaires à la germination du printemps. Le seul moyen pour que ces spores ne puissent communiquer la maladie l'année suivante, c'est de brûler la paille, dont l'emploi pour la nourriture des

1. Voy. Larbaletrier, *les Engrais et leur application à la fertilisation du sol*. Paris, 1891 (Bibliothèque des connaissances utiles).

animaux n'est pas à conseiller, et qui constituerait une litière médiocre. Les champs profiteront de ces cendres.

Quant aux rouilles monoïques (*Puccinia sorghi, Uredo glumarum,* etc.), si, après la brûlure des pailles pour les *Puccinies* et le changement de semences pour l'*Uredo,* elles continuent leur apparition, il faudra suspendre la culture des plantes qu'elles attaquent pendant quelques années et faire perdre ainsi aux spores qui persistent dans les champs leur pouvoir germinatif. Un enfouissement profond de ces spores après l'année de l'attaque, au moyen d'une façon aratoire, peut aussi donner des résultants satisfaisants.

A présent reprenons les spores brunes ou teleutospores des rouilles hétéroiques, qui pour une raison quelconque : manque de calcination, fumures infectées de pailles rouillées, transport de spores par des agents naturels, etc., se trouvent sur les champs. Il est évident que ces spores seront inoffensives, à moins que les sporidies formées à l'extrémité de leurs stérigmates, au printemps, se fixent sur la feuille de la plante qui sert de second hôte à l'espèce ; par conséquent de l'épine-vinette, Mahonie, etc., pour la rouille des graminées (*Puccinia graminis*), des Borraginées pour la rouille linéaire (*Puccin. Rubigo vera*), des Rhamnées pour la rouille couronnée (*Puccin. coronata*). C'est seulement de ces plantes que dépend la vie ultérieure du champignon : Supprimer donc ces plantes, c'est supprimer les espèces qui croissent à leurs dépens, c'est supprimer la maladie.

Depuis longtemps la relation entre la rouille et l'épine-vinette avait été reconnue. C'est ainsi qu'un arrêt du Parlement de Rouen en 1660 ordonnait la destruction de cette plante. Que d'opinions émises depuis cette époque! Que d'expériences contradictoires sur cette épine-vinette! Tout cela était cependant naturel. L'*Æcidium Berberis* d'abord n'était pas découvert. Les experiences marchaient au hasard sans avoir la moindre teinture scientifique. Ici on accusait les grains de pollen de l'arbuste comme cause du mal ; là on supprimait les haies de l'épinette-vinette, et avec elles la maladie ; ailleurs la rouille subsistait menaçante, malgré la suppression de cet arbuste. On ne soupçonnait pas que d'autres espèces, n'ayant pas besoin de l'épine-vinette, mais se contentant d'autres plantes très communes dans les champs, causent aussi la rouille ; que cette maudite épine-vinette pouvait de loin, de plusieurs mètres même, faire sentir sa présence par des æcidiospores transportées par le vent, soit directement sur les céréales, soit sur des graminées sauvages, et nous en avons vu un grand nombre souffrir de la rouille, qui servaient d'intermédiaire à l'extension de la maladie!

M. de Bary, par ses expériences conduites avec sagacité, a résolu cette question, une des plus importantes de la pathologie végétale.

La première conséquence pratique, tirée de cette découverte de M. de Bary, mit terme à deux procès. L'un était intenté par les populations agricoles du Midi de la France, l'autre par celles de la Prusse orientale, aux sociétés du chemin de fer de Lyon et du chemin de fer de Dantzig, qui avaient planté, le long de quelques chaussées, des haies épaisses d'épine-vinette, pour se défendre contre les tourbillons de neige. Dès ce moment il est devenu impossible aux agriculteurs de cultiver des céréales sur les champs voisins des voies ferrées, à moins de voir les récoltes détruites par la rouille, qui envahissait d'abord les plantes les plus voisines des haies de *Berberis* pour se répandre ensuite tout autour. A la suite des observations de M. de Bary, les Sociétés de chemin de fer perdirent leur procès, et se virent obligées de remplacer dans leurs haies l'épine-vinette par d'autres arbustes. Cette décision a suffi pour rendre la culture des céréales dans lesdites localités possible et prospère.

Autour de ces faits, qui sont de nature à ne laisser aucun doute sur la question, d'autres sont venus se grouper. C'est ainsi qu'en 1869 une expérience en grand fut signalée par M. de Taste à la Société d'Horticulture d'Indre-et-Loire. Des moissons bordées d'une haie d'épine-vinette présentaient tous les ans un développement intense de rouille ; on arracha la haie et la rouille disparut. Une autre expérience tout à fait analogue à la précédente, et portant sur le seigle, a été communiquée à la Société Botanique de France par M. G. Rivet.

Une véritable guerre contre l'épine-vinette fut déclarée dans les localités surtout où la rouille décimait les récoltes.

Quelques gouvernements même ont pris des mesures à ce sujet. En Prusse, par exemple, fut émis l'ordre de ne pas cultiver dans les jardins ou autre part l'arbuste de *Berberis* dans un périmètre de 150 mètres de la campagne.

Nous croyons cependant que ce n'est pas d'une limitation de culture de l'épine-vinette, mais bien de son extirpation générale qu'il s'agit ici. Si on pense au grand nombre de graminées sauvages qui abritent cette même sorte de rouille et qu'on trouve partout dans la campagne, on comprendra comment ces plantes peuvent annuler les distances en servant de foyers intermédiaires pour la propagation de la maladie. Du reste l'extirpation d'une plante qui peut être surpassée ou remplacée par beaucoup d'autres, soit comme arbre d'ornement, soit comme arbuste de clôture, ne paraît présenter aucun inconvénient.

L'arrachement de l'épine-vinette est un moyen tout indiqué pour qui veut se débarrasser de la rouille des graminées ou du *Puccinia graminis*.

Le *Puccinia graminis* ne doit pas seul nous préoccuper ; une autre espèce non moins dangereuse, et qui dans ces dernières années, après l'arrachement de l'épine-vinette, paraît prendre une extension inquiétante, est, sans contredit, le *Puccinia Rubigo vera,* la rouille linéaire. Elle est très commune, en Italie surtout. D'après les observations de M. Pirotta, professeur à l'Université de Rome, cette espèce est presque la seule qui provoque la rouille des céréales dans la campagne Romaine, où il n'y a pas même de traces de *Berberis*. D'autre part, nous avons vu le rôle qu'elle a joué dans les épidémies (en Sicile).

Le seul moyen de s'opposer au développement de cette espèce consiste, comme on le prévoit, dans l'extirpation des Borraginées.

Ce moyen est long et onéreux ; mais, loin de le considérer avec quelques auteurs comme impossible, nous le croyons nécessaire, surtout quand nous pensons qu'il s'agit de plantes dont l'existence, sous la double inculpation de mauvaises herbes et de propagateurs de la rouille, ne doit pas être tolérée.

Quant à la *rouille couronnée* (*Puccinia coronata*), qui est plus rare que les autres, toutes les fois qu'elle se présente avec quelque intensité, c'est à la suppression du *Neprun* et de la *Bourdaine* qu'on devra avoir recours pour la combattre.

De tout ce qui précède, il résulte qu'il sera toujours possible aux agriculteurs d'une contrée de se débarrasser des rouilles hétéroïques, qui sont du reste les plus à craindre, surtout si ces agriculteurs s'entendent entre eux pour détruire en commun les plantes sauvages qui assurent l'existence aux parasites de ces maladies.

C'est là, il faut le reconnaître, le moyen de lutte le plus efficace, pour lequel cependant les autres précautions déjà décrites : choix de variétés, mode d'emploi de fumures, etc., ne doivent pas être négligées, étant donné que la suppression complète d'un si grand nombre de plantes, surtout s'il s'agit des Borraginées, n'est pas l'œuvre d'un jour.

Enregistrons ici un palliatif recommandable dans beaucoup de cas, et connu sous le nom de : *Cordage des blés.*

Nous avons vu que, bien que les Uredospores (la *rouille* proprement dite des Anglais) soient préjudiciables, c'est surtout comme pouvant amener la production des Teleutospores (le *mildew* des Anglais), qu'il faut les redouter. Une fois que la rouille s'est déclarée dans un champ, on fera le possible pour s'opposer à sa propagation et éviter ainsi les suites fâcheuses qu'elle comporterait. Malheureusement les moyens pour atteindre ce but nous font défaut. Le seul que nous sachions est le *cordage*. Il a pour but de faire tomber les gouttelettes de rosée ou de pluie qui existent sur les feuilles, les tiges du froment, de l'avoine, etc., et de détruire ainsi un milieu éminemment favorable à la germination des Uredospores. Le cordage doit avoir lieu avant, pendant et après l'épiaison. Cette opération consiste à faire traîner le matin de très bonne heure (au moment du lever du soleil), une longue corde par deux ouvriers sur les céréales, de façon à les secouer le plus possible.

TRAITEMENT.

On a cherché depuis longtemps des moyens directs pour combattre la rouille. Ici cependant ce n'est plus contre une infection de la plante naissante, mais bien contre celle de la plante adulte qu'on a toujours à lutter. Les obstacles se multiplient et ne font de ces traitements que des palliatifs plus ou moins efficaces.

Feburier parait être le premier qui conseilla la chaux mélangée au sel marin ; Philippar dit aussi, de son côté, avoir obtenu de bons résultats à l'Ecole normale de Versailles par l'epandage du sel marin sur les récoltes atteintes de rouille. D'après le même auteur, l'emploi des cendres végétales et de pyrites ferrugineuses a également produit de bons effets.

Ces différents procédés, d'une efficacité douteuse, étaient déjà abandonnés, lorsque M. Griffiths, professeur de chimie à l'Ecole des Sciences de Lincoln, vint proposer le *sulfate de fer* contre la rouille [1].

Les études de laboratoire avaient appris à M. Griffiths qu'une dissolution de 0,10 p. 0/0 de sulfate de fer s'opposait à la germination des spores de la rouille en agissant sur leur enveloppe, sans toutefois attaquer la cellulose des tissus de la plante hospitalière. Ces observations l'ont amené à essayer le sulfate de fer comme un remède direct contre la rouille. Après une série d'expériences, M. Griffiths s'arrêta à la dose de 100 kilog. de ce sel par hectare, qui, répandue en automne ou au printemps sur les champs, serait un agent sûr pour la préservation ou destruction de

1. *The Chemical News*, vol. 59, pag. 279.

cette maladie. D'autres expériences faites en Angleterre sont venues confirmer ces assertions. D'après ces expériences, des plantes semées dans des champs traités au sulfate de fer ont complètement résisté aux attaques de la rouille, quand la récolte non amendée avec le même sel a été attaquée sur une certaine étendue[1].

Ceux qui veulent répéter ces expériences pour s'assurer de l'efficacité du sulfate de fer, ou pour le remplacer par une moins grande quantité de *sulfate de cuivre,* cryptogamicide par excellence qui pourrait aussi agir contre les spores d'autres parasites (Ustilaginées, par exemple), laissées et transportées sur le sol, doivent procéder avec beaucoup de soin. Pour donner, en effet, une juste interprétation aux résultats obtenus, il faut se mettre dans les conditions d'une bonne expérimentation, en tenant compte de l'influence de la saison.

D. ASCOMYCÈTES

Les Ascomycètes comprennent un très vaste groupe de champignons, pour la plupart saprophytes ; quelques-uns se développent en parasites sur nos céréales, et y causent des maladies toutes spéciales, souvent très redoutables. Ils ne sont ni moins rares, ni moins pernicieux pour les autres plantes cultivées. Ne suffit-il pas, en effet, de rappeler que

1. *Journal of the chemical Society*, 1885 et 1886.

l'oïdium (*Erisiphe Tuckeri,* Tul.) et le Black Rot (*Læstadia Bidwelli,* Viala et Ravaz), de la vigne[1], les taches orangées des feuilles du prunier (*Polystigma Rubrum* Tul.), la mort de la luzerne (*Byssothecium circinans,* Fuck.), etc., sont des maladies produites par le développement des champignons appartenant à ce groupe ?

Généralités. — Les Ascomycètes passaient pour des champignons polymorphes par excellence. A côté de la fructification typique des *asques* renfermés dans des *périthèces,* se présentaient, d'une part, de petits filaments qui formaient à leur extrémité de légères spores : *conidies* et que le mycelium portait toujours à la surface des organes attaqués, et d'autre part des fructifications d'un autre genre, dépourvues d'asques et dénommées *pycnides ;* mais ce n'est pas tout. Tulasne, de son côté, découvrait chez eux de petits corps spéciaux qu'il appela *spermogonies* et dont il a été déjà question à propos des Urédinées, et d'autres cryptogamistes y remarquaient d'autres productions spéciales du mycélium, désignées sous le nom de *chlamydospores*.

Devant cette multitude de formes les mycologues se contentèrent de qualifier ces champignons de *polymorphes*.

M. Brefeld chercha à synthétiser les choses, et s'appliqua à étudier physiologiquement les rapports qui pourraient

1. Voy. J. Bel, *les Maladies de la vigne*. Paris, 1890 (Bibliothèque des connaissances utiles).

lier ces différentes fructifications entre elles et entre celles des autres champignons.

D'après la synthèse de M. Brefeld, nous pouvons distinguer les fructifications de tous les champignons (Eumycètes) sous trois formes typiques, savoir les :

SPORANGES, CONIDIES ET CHLAMYDOSPORES. — Les *sporanges* sont des conceptacles fructifères caractérisés par des spores *endogènes,* nées sur des cellules libres. On peut distinguer ces formations: en *sporanges ordinaires,* qui, tout en variant de forme et de dimension, contiennent des spores dont le nombre, la grandeur et la forme ne sont pas déterminés (Mucorinées, etc.), et en *asques,* qui sont des sporanges à forme et grandeur constantes et à spores endogènes, dont le nombre (ordinairement 8), la dimension et la forme sont toujours définis (Ascomycètes).

Les CONIDIES, considérées par M. Brefeld comme des *sporanges monosporés,* se trouvent ordinairement sur des filaments spéciaux, appelés *conidiophores*, simples ou ramifiés et souvent même pelotonnés en corps de fruit (pycnides, spermogonies).

Les conidiophores aussi bien que les conidies peuvent être variables (Peronosporacées, Ascomycètes, etc.) ou constants (Basidiomycètes : basidiospores), en nombre, en forme et en dimension.

Enfin les CHLAMYDOSPORES sont des *boutures*, si je puis m'exprimer ainsi, intercalées au mycélium et germant en sporanges (Mucorinées, etc.). Souvent ces chlamydospores se distinguent par leur grandeur considérable. Les *oïdiums* sont une forme spéciale de chlamydospores.

Lorsque les chlamydospores perdent leur faculté de germer en sporanges et prennent naissance au bout de filaments fructifères (Uredospores) ou dans l'intérieur d'un corps de fruit (Aecidiospores), elles sont difficiles à distinguer des conidies.

Ceci posé, revenons aux Ascomycètes. La question relative à la fructification de ces champignons se compliquait par la présence des *spermaties* auxquelles de Bary et son école attribuaient un caractère sexuel. La découverte de l'*ascogone* et du *pollinode* (fig. 21, A), vint corroborer leurs idées. On sait aujourd'hui que ces petits corps, d'une forme indéterminée, caractérisent, avec inconstance, à peine un petit nombre de champignons.

L'idée de l'absence de sexualité chez les Ascomycètes, émise d'abord en France, fut suivie par M. Brefeld[1]. Celui-ci, en collaboration avec M. Tarel, porta ses recherches sur la formation des asques de 400 formes environ d'Ascomycètes les plus divers. Aucun acte de sexualité pour toutes ces formes n'a pu être enregistré. M. Brefeld en a conclu, et avec de bonnes raisons, que la sexualité ne doit pas être admise parmi les Ascomycètes[2].

1. Brefeld, Heft. IX.

2. Du reste, pour tous les autres ordres de champignons, l'origine des sporanges est asexuée.

Il restait encore à indiquer le rôle des *spermaties*. Nous avons vu les expériences de M. Cornu[1]. M. Brefeld reprenant ces études est arrivé à des résultats plus positifs, ayant obtenu la germination de *spermaties* appartenant à plus de 100 espèces (entre champignons et lichens), dont beaucoup parmi celles considérées comme des plus réfractaires. Pour quelques-unes même d'entre elles il a pu reproduire les fructifications typiques du champignon par la germination de spermaties. Dès lors la différence qu'on établissait entre celles-ci et les *stylospores* (spores des *pycnides*), consistant surtout dans la difficulté et même l'impossibilité de la germination des premiers, ne peut plus être soutenue.

On conçoit facilement la simplification qui découle de ces études pour le classement de formes fructifères des *Ascomycètes*. Les spermaties, pouvant germer, peuvent être considérées avec les *stylospores,* comme des conidies dont les filaments porteurs au lieu de rester droits et séparés se sont pelotonnés de façon à former un corps de fruits (spermogonies, pycnides); les asques ne sont que des sporanges à spores d'un nombre et d'une forme déterminés, et enfin les chlamydospores ont ici la même signification morphologique que celle des autres familles. Il en résulte que ces champignons, dépourvus de toute sexualité, ne sont pas plus polymorphes que les autres.

1. Voy. page 168.

De toutes les espèces d'Ascomycètes, celles qui nous intéressent particulièrement ici appartiennent à quelques groupes du sous-ordre des *Pyrenomycètes*.

I. PÉRISPORIACÉES.

Le groupe des *Périsporiacées* est caractérisé par des périthèces membraneux, coriaces ou presque fragiles, entièrement fermés, par conséquent dépourvus de stomates, et irrégulièrement disséminés.

Parmi les familles contenues dans ce groupe, celle des *Erysiphées* nous intéresse.

ERYSIPHÉES. — La famille des Erysiphées comprend un grand nombre de champignons parasites qui déterminent sur les plantes nourricières des affections toutes spéciales. Leur présence est toujours un mal. Lorsqu'ils se manifestent sur des plantes sauvages ou indifférentes aux cultivateurs, ils passent le plus souvent inaperçus, mais lorsqu'ils s'emparent, au contraire, de nos plantes d'agrément (oïdium de la rose), de grande culture (oïdium de la vigne) ou d'autres (oïdium des légumineuses, etc.), ils constituent de petits ennemis excessivement dangereux.

Ces champignons vivent en *épiphytes*, c'est-à-dire que leur mycélium ne pénètre pas dans les tissus, mais il se développe seulement à la surface des organes attaqués, en formant par-ci et par-là de petites tubérosités ou crampons dits *suçoirs,* au moyen desquels il suce le contenu des cellules épidermiques comme ces insectes suceurs, ces acariens si nombreux que nourrissent tant de plantes sauvages ou cultivées. Les phénomènes de propagation et de reproduction pour ces parasites sont répartis entre les *conidies* et les *périthèces,* les seules formes que l'on connaisse jusqu'ici.

Cette famille tire son nom de son genre principal.

A. Genre Erysiphe.

D. C.

Le genre Erysiphe a été créé par M. de Candolle sur les manuscrits d'Hedwig fils [1]. Linné avait déjà fait mention de quelques espèces sous le nom de *Mucor,* Persoon sous celui de *sclerotium.* Ce genre, parmi les champignons épiphytes, est un des plus faciles à reconnaître par ses taches blanches farineuses parsemées plus tard de petits tubercules noirs.

Abordons maintenant l'étude de l'espèce qui nous importe ici :

1. Léveillé. Les espèces qui composent le genre *Erysiphe.* (Ann. Scienc. Nat. série III, vol. XV, 1851).

Erysiphe graminis.

D. C. *Flor. Franç.* vol. VI, p. 106.

(Meunier blanc).

Synonymie. 1805. — *Botrytis simplex. BB. moniliis* Albertini et Schweinitz *Consp. Fung.* p. 363.

1815. — *Monilia hyalina.* Fries. *Observ. Myc.* t. I, p. 210.

1822. — *Acrosporium monilioides* Nees v. Es. *System* der Pilze, p. 53.

1824. — *Oidium monolioides* Link. *Spec. Plant.* Lin. t. I, p. 122.

1829. — *Torula Acrosporium* Corda in Sturm. *Flor. Germ.* sect. III, vol. II, p. 75.

1833. — *Oospora moniliformis.* Wallr. *Flora Cryptog. german.* t. II, p. 182.

1828. — *Erysiphe communis form. graminicola* Wallr. *Flora Crypt. germ.* II, p. 758.

Exsiccata. Fuck. Fungi Rhen. 659. Rabenh. Herb. mycolog. 81, 759. Id. Fung. Europ. 169, 477, 671. Thüm. Fung. Austr. 238, 541, 1084, 1244, 1296. Id. Mycoth. 257, œconom. 151.

Caractères extérieurs de la maladie. — Le *meunier blanc* apparaît au début de la végétation [1], envahit les jeunes feuilles ; il s'y manifeste par une efflorescence d'un

1. M. Léveillé rapporte que sous le climat de Paris, quoiqu'il s'y manifeste d'assez bonne heure, on ne le trouve pas développé complètement.

blanc grisâtre terne, peu épaisse, jamais grenue ni brillante. Ce duvet peut aussi apparaître sur la graine; il tombe bientôt et laisse à sa place une tache rougeâtre, qui, examinée à l'aide d'une loupe, se montre formée d'une toile d'araignée, pour ainsi dire, constituée d'un grand nombre de petits filaments entrelacés de façon à former une sorte de maille dans laquelle se trouvent emprisonnés de minimes corpuscules sphériques, les uns de consistance et de couleur de cire, les autres plutôt durs et noirs.

Si la maladie est plus intense, les feuilles, surtout celles de la partie supérieure, deviennent crépues, se plient en spirale et portent, après le détachement du duvet farineux, une empreinte correspondante dont la couleur de jaune livide passe au rouge brique de plus en plus foncé. Les jeunes plantes attaquées par ce parasite s'affaiblissent et restent minces et chlorotiques; elles ont les entre-nœuds arqués, et à partir du nœud supérieur jusqu'au sommet, sont en grande partie desséchées.

Etude botanique du champignon. — Si, à l'aide d'un fort grossissement, on examine au microscope quelques fragments du duvet blanchâtre et farineux que nous avons vu apparaître sur les feuilles, on les voit composés de deux sortes de filaments dont les uns sont longs, transparents, rameux, cloisonnés, légèrement jaunâtres; c'est le *mycélium* du champignon; les autres, qui prennent naissance des premiers, sont plus courts, simples, le plus souvent dressés et portant à leur extrémité une série de 6 à 8 spores, elliptiques, placées les unes à la suite des autres, qui se détachent à leur maturité et tombent sur le mycélium ; c'est à ces filaments que Trévisan donna le nom de *filaments conidifères*.

Les petits corps noirs que nous avons vu nicher au milieu de ce feutre se présentent au microscope sous forme de globules déprimées à leur sommet, qui, ayant une couleur blanchâtre et une consistance molle au commencement de leur formation, brunissent et durcissent avec l'âge et finissent par acquérir une coloration noire.

Tandis que la première partie du champignon, formée par les deux sortes de filaments que nous avons vus, était tenue par les anciens mycologues comme une espèce à part et désignée tout d'abord sous le nom de *Botrytis simplex, BB. moniliis* par Albertini et Schweinitz, les corpuscules noirs n'avaient, aux yeux de de Candolle, aucun rapport génétique avec les filaments qui les entouraient et sur lesquels, selon lui, ils menaient une vie parasitaire.

Presque tous les mycologues de la première moitié de ce siècle admirent l'autonomie de chacune de ces deux formes, en conservant les noms désignés par leurs auteurs ou bien en les rapportant à des groupes ou genres voisins, ainsi qu'on peut le voir dans notre synonymie. C'est en 1851 que Berkeley [1] a émis l'opinion, appuyée sur une série de

1. *Gardener's Chronicle*, London, 1851, pag. 227, 467 et 803.

sagaces observations, que les conidies du Botrytis et les fruits ascophores de l'Erysiphe n'étaient autre chose que différents états de développement, ou, pour mieux dire, que deux diverses manières de fructification du même champignon et que, par conséquent, le Botrytis moniliis d'Albertini et Schweinitz n'était que la forme conidifère de l'Erysiphe graminis.

Les travaux entrepris depuis cette époque nous ont familiarisé tellement avec la production des formes, apparemment très diverses, par un seul et même mycélium, qu'aujourd'hui personne ne considère autrement les conidies et les perithèces de cette espèce, comme de tant d'autres, que comme deux sortes de fructification de la même plante.

Revenons maintenant sur ces différents organes, en commençant par le mycélium.

Le mycélium de l'Erysiphe graminis, comme nous l'avons déjà dit, est toujours extérieur, épiphyte, et par conséquent rampant à la surface de l'épiderme : il est constitué par des tubes, fins, hyalins, cylindriques, d'un diamètre constant : 3 μ, et dont l'extrémité, remplie de protoplasme finement granuleux, donne naissance à des ramifications latérales. Sur différents points de ce mycélium, on observe d'abord de légères proéminences semi-circulaires, lesquelles donnent naissance à des *suçoirs* boursiformes (fig. 20, A.), qui pénètrent à travers la membrane dans les cellules épidermiques pour chercher l'aliment nécessaire à l'existence du microphyte.

Les filaments fructifères prennent aussi naissance sur le mycélium ; ce sont eux qui donnent l'aspect enfariné aux feuilles. Ils peuvent être très nombreux sur une même branche mycélienne. Ils débutent par une légère saillie clavéiforme qui grandit aux dépens du protoplasme contenu dans les hyphes génératrices; ils possèdent une membrane lisse et incolore nettement visible; leur contenu est très granuleux ; leur partie basilaire sensiblement gonflée (fig. 20, A. B.).

Avant que ces stipes aient acquis leurs dimensions définitives, une cloison inférieure les sépare du mycélium, en même temps que des lignes claires, devant former plus tard des cloisons, se dessinent à sa partie supérieure et délimitent un certain nombre de fragments dans le filament fructifère. Avant que les lignes inférieures se soient dessinées, celles supérieures constituent déjà une véritable cloison formant ainsi de petits articles indépendants, qui ne sont que des conidies, ou plutôt des Chlamydospores spéciales.

La cloison de ces spores se divise au milieu et s'arrondit de deux côtés, de façon à présenter, grâce à sa convexité, un seul point de contact entre ces deux parties, après quoi la spore supérieure devient libre, laissant convexe le sommet de la conidie qui lui succède. Ce mécanisme du détachement paraît commun aux champignons de cette famille. M. P. Viala l'a aussi suivi pour les conidies de l'*oïdium* de la vigne [1].

1. P. Viala. *Les Maladies de la vigne*, Montpellier, 1887.

Il est difficile de fixer le nombre de spores formées par chaque filament conidifère ; on en trouve jusqu'à six et même huit. Leur forme est aussi variable ; il y en a qui,

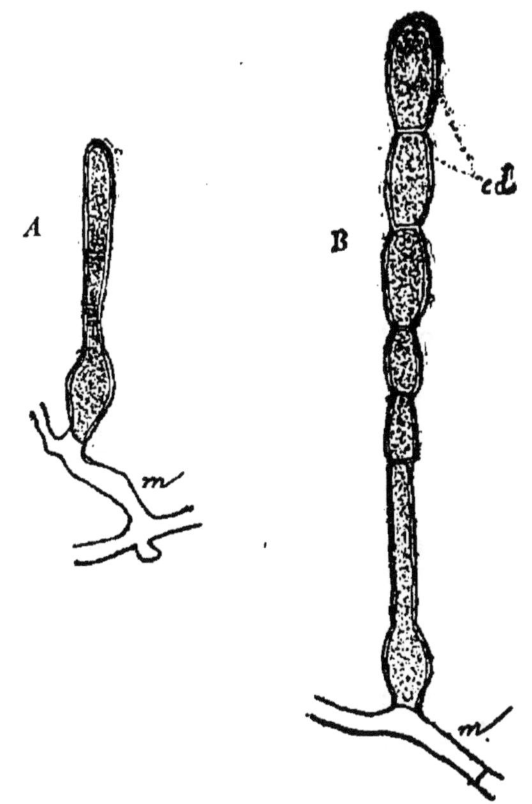

FIG. 20. — *A*. jeune filament conidifère de l'*Erysiphe graminis*, gonflé à sa base et délimité dans son intérieur par deux cloisons à peine marquées; *m*, mycélium montrant un suçoir boursiforme. *B*. filament conidifère adulte portant cinq conidies, *cd*, en différents états de développement ; *m*. mycélium cloisonné. (D'après Wolf.)

par leur appendice, rappellent le *Saccharomyces apiculé* ; tandis que d'autres sont parfaitement ellipsoïdes ou incomplètement cylindriques. Leur membrane est nettement visible, lisse et incolore ; leur contenu est finement granuleux. Par suite de leur extrême légèreté, ces spores, facilement enlevées par le vent, envahissent des plantes même éloignées et propagent ainsi le champignon pendant l'été.

La germination de ces Chlamydospores dans un milieu humide a lieu après 10 ou 16 heures au maximum ; elles germent en émettant directement sur un ou plusieurs points des tubes mycéliens, atteignant deux ou trois fois la longueur de la spore, où se ramasse tout leur protoplasme, tandis que la membrane de la conidie reste vide et se décompose. Ces mêmes conidies peuvent germer, plus lentement cependant, dans l'air sec. M. Wolf rapporte, en effet[1], que des spores conservées par lui, pendant les mois de mai, juin, juillet et août, dans une chambre où la température variait de 17° à 26°, sur un porte-objet sec et protégées contre les variations hygrométriques de l'atmosphère à l'aide d'une cloche en verre, produisirent toutes un ou plusieurs tubes germinatifs d'une longueur qui atteignait à peine celle de la spore. Mais tandis que les tubes mycéliens développés dans un milieu humide, s'ils ne trouvent pas un substratum qui leur est propre, vont bientôt à mal, les filaments courts que nous venons de voir sont capables d'un développement ultérieur même 48 ou 56 heures après leur formation.

Le tube germinatif de la spore s'attache par son sommet

1. Wolf. loc. cit., pag. 100.

quelque peu gonflé à l'épiderme de la feuille de quelques graminées ; il émet alors un nouveau petit tube, qui, après avoir perforé la paroi d'une cellule épidermique, rentre dans son intérieur et, à son extrémité, se gonfle en boule. Le rôle de ce minime organe, considéré comme *suçoir* ou *crampon,* consiste d'une part à fixer le tube germinatif et d'autre part à puiser sa nourriture dans les cellules épidermiques. Les suçoirs se multiplient plus tard à mesure que le tube s'allonge ; et ce dernier finit par constituer un mycélium, qui donne bientôt naissance à de nouveaux stipes et à des conidies.

Sur les feuilles plus âgées, au moment de la floraison et de la maturité des graminées malades, la production des Chlamydospores se ralentit, puis cède entièrement sa place à une autre forme d'organes fructifères, les *Perithèces,* destinées à assurer la conservation du champignon pendant l'hiver.

Le commencement de la formation de ces corps fructifères s'annonce d'abord par un grand nombre de suçoirs, qui se forment à une partie donnée du mycélium et qui sont probablement destinés à procurer à cette partie mycélienne la quantité d'aliments nécessaires à sa fructification. Quoi qu'il en soit, les filaments mycéliens, correspondant à ces suçoirs, s'entrecroisent, se touchent et produisent quelque part deux petites branches gonflées et courbées à leur partie supérieure, lesquelles s'approchent par leur partie concave et se serrent fortement entre elles (fig. 21, A).

L'une de ces branches se développe plus que l'autre, se cloisonne et se trouve bientôt enveloppée avec l'autre par des rameaux partis de leur base. Ces rameaux deviennent de plus en plus nombreux, de façon à former un corps sphérique, qu'une coupe transversale montre formé : d'une partie centrale constituée par la branche cloisonnée, qui est plongée dans une couche très épaisse de pseudo-parenchyme et limitée par des cellules périphériques plus

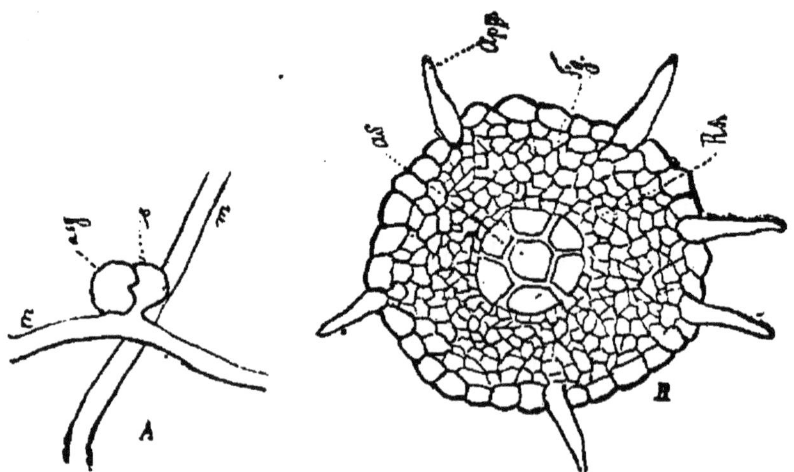

Fig. 21. — *A :* Commencement de la formation d'un périthèce de l'*Erysiphe graminis*. — *B :* Coupe transversale d'un jeune périthèce de l'*Erysiphe Martii ; as :* branche formatrice des asques ; *Rs :* tissu pseudo parenchymateux ; *Fg :* couche corticale ; *App :* jeunes appendices. (D'après Wolf.)

fortes portant de petits appendices. Ces corps sphériques grandissent de plus en plus, deviennent foncés, presque noirs, et deviennent visibles à l'œil nu (dimension, 0,3 à 0,4 mm.). Ces changements extérieurs correspondent à des modifications des éléments intérieurs. Les organes tubuleux du centre, étroitement serrés, se développent aux dépens du tissu parenchymateux dans lequel ils se trouvent plongés, en même temps que les couches extérieures destinées à former l'écorce épaississent et brunissent les parois de leurs cellules. Les appendices, communs à toutes les espèces de ce genre, restent brefs, mais par contre le mycélium placé au-dessous de ces corpuscules forme, d'une façon caractéristique pour cette espèce, un grand nombre de poils excessivement longs, soyeux, irrégulièrement courbés en crochets, quelquefois flexueux, qui entourent

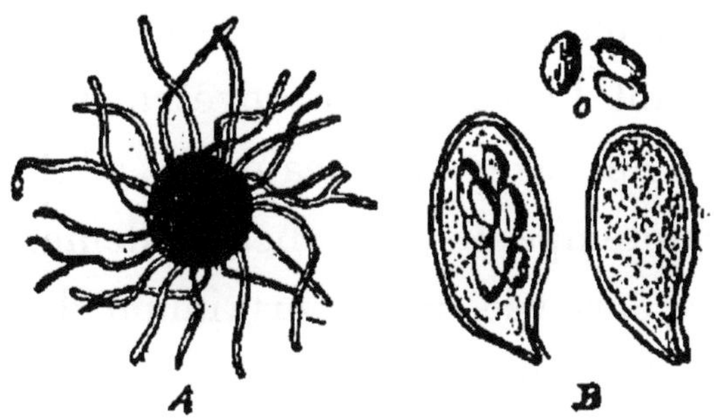

Fig. 22. — A ; Périthèces de l'*Erysiphe graminis* avec leurs poils caractéristiques ; B ; Asques du même champignon ; *o* : Sporidies. (D'après Léveillé.)

les périthèces, car ces petits corps ne sont que de jeunes perithèces, de tous les côtés (fig. 22, A.).

A leur maturité complète, ces conceptacles mesurent 0,3 à 0,4 mm. de diamètre. Comme ils sont toujours fermés, il faut faire des coupes transversales, ou bien les écraser sous la pression des doigts pour examiner leur intérieur, formé de 8 à 10 *asques*. Ces derniers sont vaguement cylindriques, un peu renflés en massue, obtus au sommet, courbés et rétrécis brusquement à leur base ; ils mesurent 55 à 65 μ de long sur 26 à 30 μ de large et sont d'abord remplis d'un protoplasme finement granuleux. Au milieu de ce protoplasme, les *sporidies* se dessinent comme de petits points plus clairs qui, en se développant, constituent des corpuscules hyalins ovoïdes ou cylindriques à extrémités arrondies ; le diamètre de leur longueur varie de 24 à 28 μ, celui de leur largeur est en moyenne de 12 μ.

A la fin de la saison, les périthèces se détachent avec leur involucre poileux des feuilles desséchées et conservent le parasite pendant l'hiver ; leur revêtement de poils, en leur permettant de nager sur l'eau, sert admirablement à cet effet. Au printemps, ils absorbent tellement d'eau que leur membrane, arrivée à un maximum de tension, se rompt en lançant au dehors les asques ; une fente faite au sommet de ceux-ci permet aux sporidies de sortir. Ces sporidies légères sont alors facilement portées sur les feuilles de jeunes graminées. Si une goutte d'eau ou une atmosphère humide les favorise, elles émettent un tube germinatif qui pénètre la membrane des feuilles et reproduit, par son développement, la fructification estivale du champignon.

Ce champignon attaque, parmi les céréales, les nombreuses variétés du blé, du seigle et de l'orge, et parmi les plantes fourragères, le *Dactylis glomerata,* le *Bromus mollis,* ainsi que les différentes espèces de *Triticum, Bromus* et *Hordeum,* si fréquentes dans nos champs.

Le meunier blanc produit des dégâts considérables dans l'Amérique du Nord. On n'a pas constaté de très fortes invasions dans les cultures de nos climats européens.

L'*Erysiphe graminis* puise sa nourriture dans les cellules épidermiques des feuilles ou des gaînes, et fait sentir son action dans les tissus inférieurs, par un appel des matériaux vers la surface, ce qui explique l'affaiblissement et le dessèchement des différentes parties de la plante. Il est très peu exigeant, comme nous avons vu, pour ce qui concerne les conditions de son développement, pouvant même germer dans un milieu sec ; d'autre part, il offre une résistance, relativement considérable, aux agents extérieurs.

Dans le cas d'une forte invasion, ce parasite serait d'autant plus à craindre qu'ici on ne peut même pas songer au soufrage, procédé qui donne de si bons résultats pour la vigne[1], le rosier, etc., atteints d'une maladie analogue. Seul le changement de culture est à conseiller.

II. SPHÆRIACÉES.

Les Sphæriacées se rapprochent des Perisporiacées, mais tandis que dans celles-ci le périthèce se déchire pour disséminer les spores, les Sphæriacées ont à leur périthèce un

1. Voy. Bel, *Les maladies de la vigne et les meilleurs cépages français*. (Bibliothèque des connaissance utiles.)

ostiole normalement développé pour expulser leur contenu. Sur les Sphæriacées on observe, en outre, très souvent des formes autres que les conidies et les périthèces, telles que les *pycnides* et les *spermogonies*. Elles vivent dans la plupart des cas comme saprophytes sur les plantes mortes. Cependant beaucoup de ces champignons croissent aussi en parasites sur nos plantes cultivées et nos arbres et produisent des maladies funestes telles que la fumagine (*Fumago*), le Rhizotonia (*Byssothecium,* Fuck.), etc. En se développant aussi sur les céréales ils causent des affections qui peuvent quelquefois devenir redoutables.

A. Genre Sphærella.

Ces et de Not.

Le genre *Sphærella* est constitué par de petites *sphéries*. Les anciens botanistes considéraient ses espèces comme faisant partie du genre *sphæria,* genre qui, malgré son démembrement, reste encore très riche en formes.

Les petites sphéries vivent ordinairement en saprophytes sur les plantes mortes. Jusqu'aujourd'hui on a signalé un seul *sphærella* se développant en parasite sur les céréales. Parmi les autres plantes le poirier souffre de l'attaque du *sphærella sentina* Fuckl., dont les spermogonies produisent tant de taches blanches sur ses feuilles, que celles-ci en paraissent grises.

Sphærella exitialis.

Morini. *Nuov. Gior. botan. ital.* vol. 18, 1886.

Cette espèce a été décrite pour la première fois, en 1881, par le Dr Morini, et signalée par lui comme cause de dégâts sensibles dans les blés des environs de Bologne.

Elle possède un mycélium endophyte qui fructifie sur les deux faces de la feuille, en formant des périthèces globuleux à ostiole large, mesurant 75 à 90 μ de diamètre et renfermant un certain nombre d'*asques* cylindriques de dimensions variables : 45 à 54 μ sur 16 à 20 μ. Les *sporidies* sont hyalines uni ou bi-cellulaires longues de 14 à 16 μ et larges de 5 à 6 μ.

B. Genre Gibellina.

Pass.

Gibellina cerealis.

Pass.

Exsiccata. C. Roumeguère. Fungi Gallici exsiccati, no 4048.

Sous le titre modeste d'« *un autre meunier du blé* », le professeur Passerini a décrit en 1886 un nouveau parasite des céréales qu'il dédia à son collègue, Gibelli, de l'Université de Turin. D'après la première note de Passerini[1], ce champignon paraissait avoir fait depuis 1883 son apparition à la province de Parme. Pourtant il ne dut pas

1. Passerini. « *Un' altra nebbia del frumento.* » (Bolletino de Comiz. Agrario Parmenese. N. 7, 1886.)

pas occasionner de très grands ravages car il paraissait à peu près oublié dans les années qui suivirent, quand, en 1890, j'eus l'occasion de le rencontrer, pour la première fois, en Lombardie dans quelques champs moissonnés du Côme, sur des chaumes du blé, pas encore extirpés.

Enfin, en 1891, mon savant ami M. le Dr Cavara, de Pavie, rapporte, dans une note très intéressante[1], avoir constaté ce champignon dans des chaumes malades du blé envoyé au Laboratoire cryptogamique de Pavie par le Comice agricole de Rocca S. Casciano (Florence), où la maladie s'est présentée avec quelque intensité.

Le nouveau parasite semble donc s'étendre d'une façon inquiétante en Italie.

Caractères extérieurs de la maladie. — L'aspect languissant, la couleur plus pâle des feuilles, les dimensions plus petites des chaumes, font distinguer facilement les jeunes plantes de blé travaillées par le mycélium au milieu des saines. Peu de ces plantes ainsi attaquées montent en épi, et de ce petit nombre encore l'épi est constitué par une toute petite quantité de fleurs dans lesquelles les ovules sont avortés à défaut d'aliment.

Voici, du reste, de quelle façon la maladie se manifeste de plus près.

1. Dott. F. Cavara. *Un altro parassito del frumento.* (Biblioteca dell' « Italia Agricola. » Torino, 1891).

De petites plaques, d'abord rondes ou allongées, formées par un feutre blanc grisâtre et limitées par un pourtour brun, apparaissent sur les graines foliaires de la base du chaume malade. Ces taches grandissent rapidement suivant la longueur de la gaîne, deviennent confluentes, et finissent par intéresser tout le long de l'entre-nœud. Alors non seulement la gaîne et les petites feuilles de la base, mais le pied entier se trouve taché, flétri et pourri, et la plante tombe par terre.

Le champignon fait irruption au milieu de ce feutre grisâtre sous forme d'un petit corpuscule noir suivi de plusieurs autres, disposés, ordinairement, en groupes de 4 ou 5.

Les racines ne présentent pas d'altérations apparentes. Les feuilles de la partie inférieure se rident et se sèchent ; les feuilles supérieures jaunissent, comme le reste de la plante.

Étude botanique du champignon. — La partie végétative ou *mycélium* de ce champignon, qui forme le feutre cotonneux et blanchâtre des gaînes, est constitué par des filaments ramifiés, entrelacés et incolores, à contour variqueux et à contenu protoplasmique rempli de fines granulations assez abondantes. Ces tubes filamenteux ont un diamètre relativement gros et assez constant ; ils portent des cloisons peu distancées et nettement visibles, et quelquefois ils se dressent et se gonflent à leur extrémité de façon à présenter l'aspect des filaments fructifères de l'*Oïdium*. Mais ce feutre blanchâtre n'est pas persistant ; il est vite remplacé par d'autres filaments très minces ; ils sont incolores tant qu'ils se trouvent dans l'intérieur des tissus de la gaîne, mais prennent une couleur olivâtre à peine à l'extérieur.

Ces filaments se pelotonnent en certains points sous l'épiderme de façon à former de petits amas, qui constituent le premier état des conceptacles fructifères du *Gibellina cerealis*. Ces conceptacles, ou périthèces, complètement développés présentent une coloration noire assez intense. Leur aspect est alors celui d'une petite bouteille, dont la partie gonflée occupe la moitié de l'épaisseur de la gaîne, tandis que le goulot émerge à l'extérieur sous forme d'un corpuscule noir ordinairement cylindrique et un peu pointu à l'extrémité.

A l'examen microscopique, une coupe mince à travers ces périthèces montre leur enveloppe brune formée de plusieurs assises de cellules, dont l'intensité colorante et les dimensions vont en diminuant de l'extérieur à l'intérieur. Le contenu de cette enveloppe est formé par un grand nombre d'asques cylindriques, hyalins et transparents (fig. 23. *as.*), renfermant ordinairement 8 spores, qui deviennent bientôt libres dans le périthèce par la gélification de la membrane de l'asque. Ces sporidies sont fusiformes ou naviculaires, et quelquefois pliées en S, et colorées en jaune-châtain ; elles sont généralement bicellulaires, et présentent rarement 2 à 3 cloisons (Cavara), (fig. 23, *sp.*).

Chacun de ces périthèces est en continuité avec une couche compacte formée de nombreux filaments mycéliens entrelacés, qui se radient selon toutes les directions et embrassent les cellules du chaume. Cette couche épuise complètement le jeune pied, vivant à ses dépens, et elle est à considérer comme funeste pour la plante.

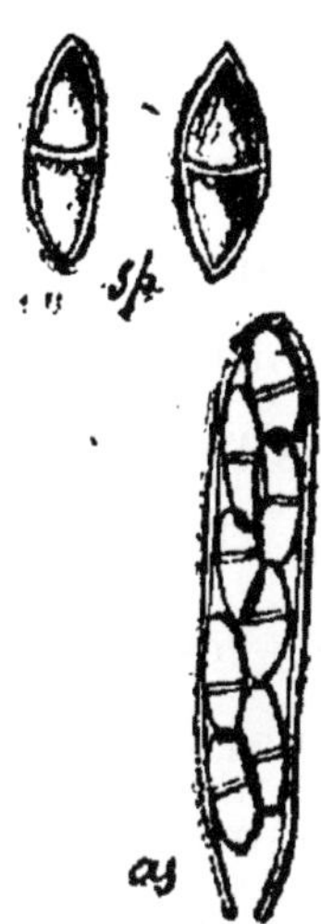

FIG. 23. — *Gibellina cerealis ; as* asque complètement développé, 270/1 ; *sp* spores bicellulaires 405/1. (D'après nature.)

Quant à la *reproduction* de cette espèce, les tentatives faites par différents botanistes (Gibelli. Mattirolo, etc.), pour faire germer ses spores sur des porte-objets, restèrent infructueuses. M. Passerini[1], informé de ces insuccès, voulut essayer la reproduction de la maladie en se plaçant, autant

1. Prof. Passerini. — Riproduzione della *Gibellina cerealis*. (Bollet. del comizio Agrario Parmense, N. 7, 1890.)

que possible, dans les conditions les plus naturelles. C'est ainsi qu'au mois d'octobre 1888, il mêla, avec le terreau d'un pot à fleurs, plusieurs fragments de blé attaqués l'année précédente par le champignon, puis il y sema du blé ; mais en dépit de cela les plantes provenant de ces semis restèrent complètement saines. Sans être découragé de cet insuccès, il sema de nouveau l'année suivante du blé dans le même vase, et quelle fut sa surprise, lorsqu'enfin, au mois de juin suivant, il découvrit d'abord un, puis plusieurs chaumes couverts de feutre et de périthèces caractéristiques du parasite en question. Ce fait a porté M. Passerini à penser que le *Gibellina cerealis* doit introduire son mycélium par les racines pour se développer dans l'intérieur, constituant ainsi un mode de reproduction tout nouveau pour les champignons de ce groupe. D'autre part, bien que cette seule expérience ne soit pas suffisante pour nous fixer définitivement à cet égard, il paraît très vraisemblable que ces spores, avant de germer, ont besoin d'une année de repos.

Les sporidies résistent donc très bien aux froids de l'hiver, et jouent le rôle d'organes propagateurs et reproducteurs à la fois.

Dans le cas où ce parasite ferait son apparition dans un champ de blé, la seule céréale qui, jusqu'aujourd'hui, en souffre, on ne saurait trop recommander d'enlever soigneusement tous les chaumes malades et de les brûler, avant même que le champignon puisse former ses périthèces. Si cette mesure était difficile à réaliser, ou si, malgré cela, le champignon persistait dans ses effets, il faudrait éviter de cultiver le blé dans le champ infecté pendant plusieurs années.

C. *Genre Ophiobolus.*

Riess

Le genre *Ophiobolus* est caractérisé par un certain nombre d'espèces pour la plupart saprophytes, dont les asques sont cylindriques, pourvus de paraphyses contenant 8 spores parallèles, filiformes, hyalines ou légèrement teintées en brun. Deux de ces espèces nous intéressent.

1. **Ophiobulus herpotrichus.**

(Fries) Sacc.

(Maladie du pied du blé.)

Synonymie. 1822. — *Sphæria herpotricha* Fries. *Syst. mycol.* II. p. 504.
1863. — *Rhaphidospora herpotricha* (Fries). Tul. *Sel. Fung. Carp.* II, p. 255.

Exsiccata. Fuck. Fung. Rhen. 781. Rabenh. Fung. Europ. 1726.

M. le Dr Cugini observa pour la première fois en 1880[1], que ce champignon vit en parasite et même décime le blé dans quelques localités aux environs de Bologne, tandis que les auteurs, avant lui, le mentionnèrent comme sapro-

1. *In Giornale Agrario Italiano.* Anno XIV. 1880. Ni 13-14.

phyte. Dans les années suivantes et jusqu'en 1883 la maladie réapparaissait toujours plus grave, tout en se limitant dans lesdites localités. Mais en 1890, le même M. Cugini constata cette maladie aux environs de Modène, et retrouva le même champignon sur des chaumes malades provenant d'un champ de Legnano (Vénétie), sur une étendue de 15 hectares.

Le mal se manifeste extérieurement d'abord par le jaunissement, puis par le dessèchement des plantes, et par suite le champ revêt un aspect désolant[1].

Les plantes mortes ont l'épi généralement courbé, les glumes tachés en brun ou en noir, les grains très petits et corrompus.

Les feuilles inférieures des plantes malades ou mortes deviennent toutes brunes, et entre la gaîne de la dernière feuille et le chaume il existe une croûte noire très dense. Finalement sur les lames et les gaînes des feuilles surgissent de petites protubérances noires, âpres au toucher, qui sont les organes reproducteurs du champignon (fig. 24).

La croûte noire qu'on trouve sous la gaîne de la dernière feuille soumise à l'examen microscopique se montre formée d'une agglomération des filaments mycéliens cylindriques, ramifiés, cloisonnés et fortement colorés en brun. Ces mêmes filaments abondent aussi dans l'intérieur de la plante et se réunissent quelquefois en pelotons sous-épider-

1. *Bolletino della Stazione Agraria di Modena*, volume IX, pag. 46. Modena, 1890.

miques quand la plante est encore verte ; mais ces pelotons ne constituent ordinairement des périthèces parfaits que quand la plante atteinte est parfaitement desséchée, ce qui a fait considérer ce champignon comme saprophyte, tandis qu'en réalité il n'est qu'un saprophyte facultatif.

Les petits pelotons sous-épidermiques, en se développant avec l'âge, avancent toujours à l'extérieur et finissent par perforer l'épiderme. Alors ils possèdent une forme elliptique ou presque conique, une couleur noire tout étant

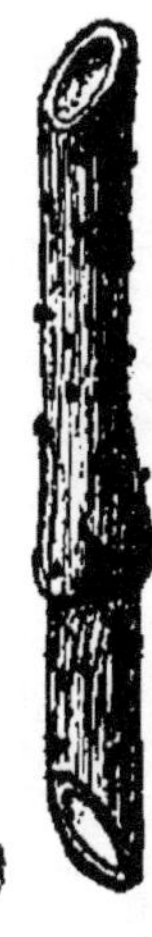

FIG. 24. — Fragment d'un pied de blé desséché et atteint par l'*Ophiobolus herpotrichus*. (D'après nature.)

entourés dans une sorte de chevelu, formé par les filaments mycéliens (fig. 25) ; ils mesurent 1/3 à 3/4 de millimètre. Au centre de chaque périthèce on aperçoit une sorte de papille ou point conique perforée à son extrémité d'une ouverture très petite à peine visible. Si on examine une section transversale de ces périthèces au microscope, on les trouve remplis de cellules ayant la forme d'une longue massue, transparente, incolore, et mesurant 150 à 185 μ de longueur sur 9 à 10 μ de largeur : ce sont les *asques*. Ces asques prennent naissance dans le fond du périthèce et s'élèvent vers l'ostiole entremêlés de paraphyses filiformes, renfermant des gouttelettes jaunes très caractéristiques (fig. 26 A.). Ils renferment ordinairement 8 spores ou *sporidies* filiformes, longues de 135 à 150 μ, excessivement minces : 2 à 2,5 μ, légèrement renflées au milieu, pluri-

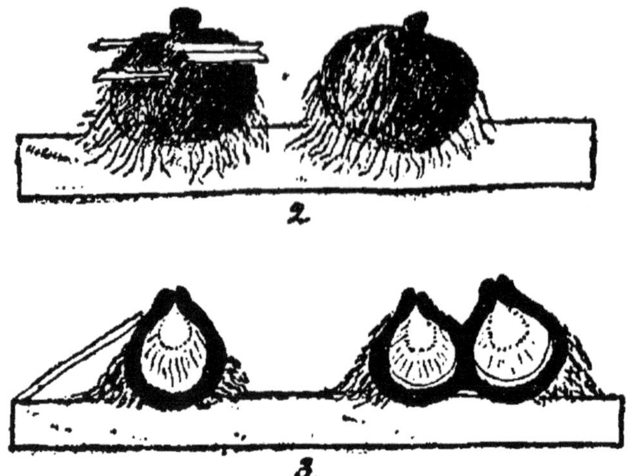

FIG. 25. — Périthèces de l'*Ophiobolus herpotrichus* ; *2* : entiers ; *3* : en coupe. Faible grossis. (D'après Notaris.)

cloisonnées à leur maturité et disposées en faisceau. Les asques finissent par se détacher et sortir de l'ostiole ; alors s'ils se trouvent dans une petite goutte d'eau, ils rompent leurs parois et laissent en liberté les spores, qui germent et reproduisent le parasite.

Outre la forme ascosporée, M. Saccardo considère comme

faisant partie intégrante de cette espèce une forme pycnidique désignée par lui sous le nom d'*Hendersonia herpotricha* Sacc, dont les conceptacles sont plus petitsque ceux que nous venons de voir, dépourvus de poils et remplis de stylospores cylindriques, jaunes, 8- cloisonnés, mesurant en moyenne 36 μ de long sur 6 μ de large.

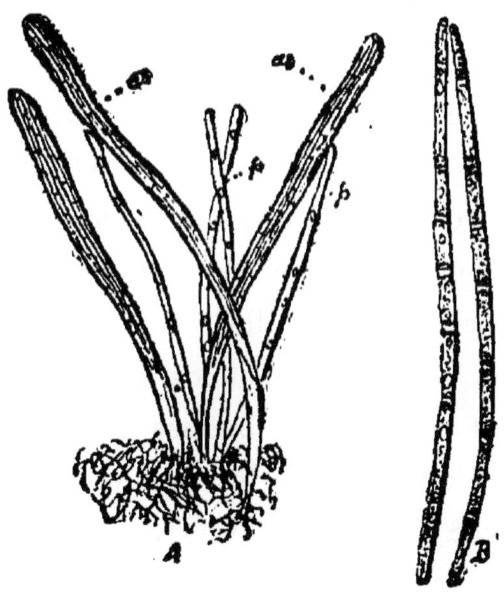

Fig. 26. — A, *as : asques* de l'*Ophiobolus herpotrichus ; p, p, p :* paraphyses (Grossis. 270/1.) — B ; *sporidies* filiformes, grossis. 405/1. (D'après nature.)

L'*Ophiobolus herpotrichus* n'attaque pas seulement le blé ; il se développe fréquemment sur les différentes graminées de nos champs et surtout sur le *Cyonodon* et les *Agrostis*. Cependant comme parasite ayant quelque importance, il n'a été signalé qu'en Italie.

2. Ophiobolus graminis.

Sacc. Reliq. Lib. II, n. 143.

(Maladie du pied du blé.)

Synonymie. *Rhphidospora graminis*. Sacc. Fungi. Venet. II.

L'*Ophiobolus graminis* présente beaucoup d'analogies avec l'espèce précédente dans ses formes et dans ses effets. Ce champignon fut trouvé par M. Prillieux sur bien des points dans le département de Seine-et Oise, envahissant les grandes cultures de blé. Ses caractères extérieurs sont presque les mêmes que ceux de l'*O. herpotrichus*. Les entre-nœuds inférieurs des pailles attaquées, quand on les a dépouillés des gaînes desséchées et grisâtres qui les couvrent, portent des plaques brunes plus ou moins étendues, et de plus on voit sur les parties dont la couleur n'a pas été altérée de petits points noirs trop tenus. On constate que non seulement l'épiderme et les tissus sous-jacents correspondant aux plaques noires, mais encore les parties profondes sont altérées et brunies et, de plus, que tous ces tissus sont envahis par le mycélium d'un champignon, dont les filaments traversent les parois brunies des cellules et se ramifient à l'intérieur.

Ainsi que l'espèce précédente, l'*Ophiobolus graminis* ne fructifie que sur les chaumes desséchés et morts. M. Prillieux rapporte n'avoir obtenu la fructification des échantillons récoltés à la moisson qu'au mois de janvier suivant.

Les *périthèces* de cette espèce sont glabres, globuleux, groupés dans l'intérieur du chaume ou enfoncés à moitié et colorés en noir ; leur ostiole possède une forme conique tronquée et leurs dimensions varient de 1/2 à 3/4 de mm. Les *asques* que ces périthèces renferment sont oblongs presque en massue ; ils sont moins grands que dans l'autre espèce, et ne mesurent que 80 à 90 μ de longueur sur 12 à 13 μ de largeur ; ils ne sont pas accompagnés de paraphyses. Leurs *sporidies* possèdent aussi la forme de longs bâtonnets hyalins, quelque peu courbés, parsemés de plusieurs gouttes d'huile (10 à 30), et mesurant 70 à 75 μ de long sur 3 μ de large.

On voit donc que malgré leurs analogies ces deux espèces présentent des caractères spécifiques très distincts.

L'*Ophiobolus graminis* a encore été observé sur le chiendent (Cynodon) et d'autres mauvaises graminées (Agropyri).

La maladie *du pied du blé,* qu'elle soit produite par l'une ou par l'autre des espèces décrites, a ceci de caractéristique, d'attaquer la partie la plus basse (le pied) du plant, et de ne fructifier qu'en hiver sur les chaumes restés dans les champs. Ce fait rend la maladie particulièrement grave. Si on emploie, en effet, ces chaumes comme litière, on risque d'apporter dans les champs, avec le fumier, les organes propagateurs du champignon dans les meilleures conditions pour leur développement. Néanmoins on oppose un obstacle efficace à cette propagation en détruisant les chaumes par le feu, aussitôt après la la récolte, quand les périthèces n'y sont pas encore formés.

Toutefois il ne faut pas oublier que de mauvaises graminées abritent aussi ce parasite, et peuvent servir de foyer de propagation à cette maladie. La destruction des mauvaises graminées doit donc être tout spécialement recommandée comme moyen de prévention.

D. Genre Dilophia.

Sacc.

Dilophia graminis.

Sacc. *Syllog.* Fung II, pag. 317.

Synonymie. 1829. — *Saephria Alopecuri*. Fries.
1840. — *Dilophospora graminis*. Desmaz. *Ann. Sc. Nat.*
1861. — *Dilophospora Holei* Fuckel.
1869. — *Dilophospora graminis*. Fckl. *Symb. mycol.* p. 130.

1852. — *Mastigosporum album* Riest. in Fresenius, *Beitræge zur Mykolog.*
..... — *Monothecium album*, Libert, n° 538.

Ce champignon fut décrit la première fois par Fries, qui l'avait trouvé dans l'ouest de la France, sur l'*Alopecurus agrestis.* En Allemagne on ne l'a trouvé que sur des graminées sauvages ; en 1862 Berkeley vit le champignon sur les épis d'un champ de blé près de Southampton (Angleterre) ; un quart des épis n'avait pas donné de grains, et les meilleurs n'avaient que deux à trois grains mal développés ; ses effets se faisaient ressentir jusqu'aux glumes. Le cycle complet cependant que parcourt son développement n'a été décrit qu'en 1870 par M. Fuckel.

Les jeunes feuilles, avant même la floraison de l'épi, présentent par points isolés une teinte blanchâtre qui tranche de plus en plus sur le vert foncé du parenchyme. Ces taches se distinguent encore mieux lorsque se montrent en regard les touffes blanches des fructifications. Ces efflorescences sont dues aux stipes conidiophores du champignon, désignés d'abord par Riest sous le nom de *mastigosporium album*. Ces stipes produisent à leur extrémité des *conidies* qui propagent le parasite pendant l'été. Avec ces conidies finit aussi la vie parasitaire du champignon. La forme pycnidique, en effet, qui succède à la forme conidiophore n'apparaît sur les mêmes taches que bien avant dans l'été, quand les chaumes sont déjà desséchés. Cette forme a été décrite par Desmazières sous le nom de *Dilophospora graminis* et publiée dans les *Annales des sciences naturelles*. Ces pycnides renferment de nombreuses stylospores dont le sort n'a pas été suivi. Enfin, le printemps suivant, sur ces mêmes feuilles attaquées et pourries le champignon clôt le cycle de son développement par la formation des périthèces à asques allongés, mesurant 80 sur 8 μ et renfermant des sporidies filiformes : 72 sur 3 μ.

Ce parasite a été observé en France sur le seigle et le

blé. Le seul remède dans le cas d'une invasion consisterait à enlever soigneusement, au début de la maladie, toutes les plantes malades, et pour la grande culture, à brûler les chaumes, après la moisson. Mais comme la même espèce se développe aussi sur l'*Alopecurus agrestis*, l'*Holcus lanatus*, le *Festuca ovina*, le *Dactylis glomerata*, on ne saurait trop attirer l'attention des cultivateurs sur la destruction de ces plantes.

III. HYPOCRÉACÉES.

Le dernier groupe des Pyrénomycètes qui nous intéresse ici, est celui des Hypocréacées. Très voisins des Sphæriacées, ce groupe se caractérise par des *périthèces* presque charnus ou membraneux, colorés en rouge foncé, et plus rarement bleus, olivâtres ou pâles, à *ostiole* pas tout-à-fait central et à *asques* remplis de 4 ou 8 *sporidies* hyalines, rarement colorées.

Des différentes espèces qui forment ce groupe, deux seulement intéressent au plus haut degré l'agriculteur, ce sont : le *Claviceps purpurea* Tul., cause de l'*Ergot*, dont il sera question ici, et l'*Epichloe typhina* Tul. (*Moisissure de la Phéole*), qui attaque nos meilleures graminées fourragères, et provoque des pertubations sérieuses dans l'organisme des animaux qui en consomment.

Claviceps purpurea.

Tul. in Annal. Sc. Nat. III Sér t. XX.

(*Ergot du seigle.*)

Synonymie. 1565. — *Clavi Silignis.* Lonic. Botan. plant. histor., etc.

1588. — *Secalis Mater.* Thalius. Catal. silv. Hercyn.

1623. — *Secale luxurians.* Bauh. Pinax. p. 23.

1771. — *Secale cornutum.* Balding. dissert.

1815. — *Sclerotium Clavus.* D. C. Mémoires du Mus. t. II, p. 401, pl. XIV, fig. 8.

1822. — *Spermædia Clavus.* Fries. S. M. II, p. 268.

1822. — *Sphæria purpurea.* Fries. S. M. II, p. 325.,

1823. — *Sphæria entomorrhiza.* Schum. Saell. II, 174. Fl. Dan. fasc. XXXI, page 9 tab. 1781. Non Dicks.

1827. — *Spacelia segetum.* Lév. Mém. Linn. V, p. 578.

1841. — *Ergotætia abortifaciens.* Quekett, Observ on the Ergot of Rye and some etc. in Trans. of the Linn. Soc. of London, t. XVIII, p. 470, pl. XXXIII. B.

1845. — *Kentrosporium mitratum.* Wallr., Beitr. z. Bot. f. II, p. 165, tab. 3, fig. 1-10. Non Bonorden Handb. der Mycol.

1846. — *Cordyceps purpurea.* Fries. Sum. veg. Scand., p. 381.

1849. — *Sphæropus fungorum.* Guib. Hist. natur. des drogues simples, t. II, p. 73.

1851. — *Cordyceps purpurea.* Tul. in Compt. Rend. t. 32, p. 645.

1851. — *Oïdium abortifaciens*. B. et Br. Ann. of nat. hist. 2e série, t. VII, p. 170. (Notic. of brit. fungi, nº 545.)[1].

Exsiccata. Fuck. Fung. Rhen. 1068. Rabenh. Herb. mycolog. 431. Bad. Krypt. 921. Thüm. Fung. Austr. 555, 875, 975. Schweiz. Krypt. 630, 631.

Peu de productions ont, plus que l'*ergot*, exercé la sagacité des naturalistes. Sa nature et son origine sont longtemps restées obscures.

Poison redoutable, médicament précieux, organisation bizarre, tout donne à l'ergot un intérêt réel.

Historique. — Il faut arriver à Lonicer[2] (1565) pour trouver l'ergot mentionné sous le nom de *Clavis Silianis*. Thalius[3], en 1588, lui donna une place dans son livre sous la qualification de *Secalis Mater*, et Bauhin[4], qui cite ces deux auteurs, sous celle de *Secale luxurians*. (Voy. la synonymie ci-dessus.)

Avant que les médecins connussent les propriétés médicales de l'ergot, ses effets terribles sur l'économie vivante leur avaient été révélés. Mézerai signale, dès l'an 1096, une

1. Selon Cooke (*Handbook of British Fungi*, p. 559) le *Fusarium heterosporium* de Nees serait très probablement une forme conidique de cette espèce.

2. Lonicerus Ad., *Botanicon plantarum historiæ* cum earundem ad vivum artificiose expressis iconibus. Francofurti, 1565.

3. Thalius. *Catalogus silvae Hercyn.* Francofurti, 1588.

4. Bauhini (Gasp.). *Pinax*, in 4º, 1622, p. 23.

épidémie due au seigle ergoté ; mais celle qui en 1690 affligea la Sologne et que Perrault fit connaître, est la plus célèbre. Camerarius[1] est le premier auteur qui ait parlé des propriétés obstétricales de l'ergot. Cette singulière production, présentée comme un des plus dangereux poisons que l'on connaisse et comme un médicament des plus précieux, devint tout à coup célèbre.

Pour les uns, c'était une galle déterminée par la piqûre d'un diptère (Ray, Martin, Field, Tillet, Read), pour les autres (Fontana, Buffon, Needham), c'était un polypier qui devait naissance à de petits êtres microscopiques faciles à reconnaître au milieu du liquide dans lequel on faisait infuser l'ergot. La méprise des premiers était motivée par la présence de légers diptères et autres insectes qui fréquentent le champignon pendant une période de son développement et qui jouent, comme nous le verrons, un grand rôle dans la propagation de cette maladie.

Tessier[2] a parlé de l'ergot en expérimentateur habile et avec un rare bon sens. Il a vu dans l'intérieur des enveloppes du grain un suc visqueux et mielleux : il a reconnu que dans le premier âge la production *morbide* était blanchâtre et qu'elle passait plus tard au jaune, qu'elle grossissait pour constituer bientôt un ergot. Il émet enfin

1. Camerarius (J.). *De Ustilagine frumenti* (dissertatio). Tubingæ, 1709.

2. Tessier. *Maladies des grains*, p. 37, 55.

l'opinion que cette graine monstrueuse se forme par l'accroissement du germe aux dépens de la plante. Tessier doit donc être placé à la tête des agronomes qui ont traité l'ergot comme une production pathologique.

Plus tard, des naturalistes, comme Munchausen, Schrank et Paulet, ont tracé la voie du progrès, en reconnaissant dans l'ergot un champignon qu'ils attribuaient aux *clavariæ* et que de Candolle, un peu plus tard, classa dans le genre *sclerotium*. Cependant, des idées erronées émises par des savants de mérite ont entravé la marche de cette vérité. Bosc, Rosier et de Bomare ont attribué la formation de l'ergot à une surabondance de sucs nourriciers ; de Jussieu et Geoffroy-Saint-Hilaire l'ont regardé comme le résultat d'un défaut d'équilibre dans l'acte de la fécondation.

D'après Fries, les sclérotiums sont aux tissus végétaux ce que l'induration est aux tissus animaux ; pour Raspail enfin, l'ergot est peut-être l'œuvre de la présence d'un vibrion[1].

M. Leveillé, plus tard, ayant entrevu la sphacélie, a montré quelle route il fallait suivre. Depuis lui, beaucoup d'autres auteurs: Philidor, Quekett, Bauer, Phœbus, Smith, A. Fée, pour ne dire que les principaux, ont cherché à éclairer la question de l'ergot, sans cependant arriver à rien de bien précis.

L'honneur de la découverte définitive était réservée à

1. Raspail, *Nouveau système de physiologie végétale et de botanique*, Paris, 1837, t. II, p. 605.

un illustre mycologue français, à M. Tulasne. Cet observateur éminent est parvenu à observer l'ergot dans toutes les phases de son développement[1].

Caractères extérieurs de la maladie. — Sous le nom d'*Ergot,* l'agriculteur pratique désigne une altération spéciale des graminées et particulièrement du seigle, caractérisée par la présence d'un corps allongé, un peu courbé, anguleux, sillonné, d'un gris violacé qui rappelle l'ergot d'un coq et qui remplace le grain dans l'épi (fig. 27, *er*).

Ce corps qui, en botanique, porte le nom de *Sclérote,* est formé, comme on peut s'en rendre compte, par une section transversale, d'une écorce brune et d'un contenu blanchâtre ; il est mou avant sa maturité, et cède comme de la cire à la pression des doigts ; en outre, il porte à son sommet une petite coiffe, qui renferme quelquefois les étamines et les stigmates desséchés de la fleur du seigle et qui se détache et tombe à son complet développement.

C'est bien là ce que le public appelle *Ergot,* mais cela ne constitue pas tous les caractères extérieurs de la maladie provoquée par le *Claviceps purpurea.* Les premiers états de ce champignon, qui doit former plus tard l'Ergot que nous venons de voir, échappent, en effet, à l'œil non exercé. Extérieurement, l'ovaire malade, qui est la seule partie de

1. Tulasne, *Comptes rendus de l'Académie des Sciences,* décembre 1851, t. XXIII, p. 645. — *Annales des Sciences naturelles,* 1853.

la plante dans laquelle le champignon fructifie, ne diffère en rien de l'ovaire sain, alors que tout est détruit dans l'intérieur et remplacé par le tissu blanc jaunâtre du parasite.

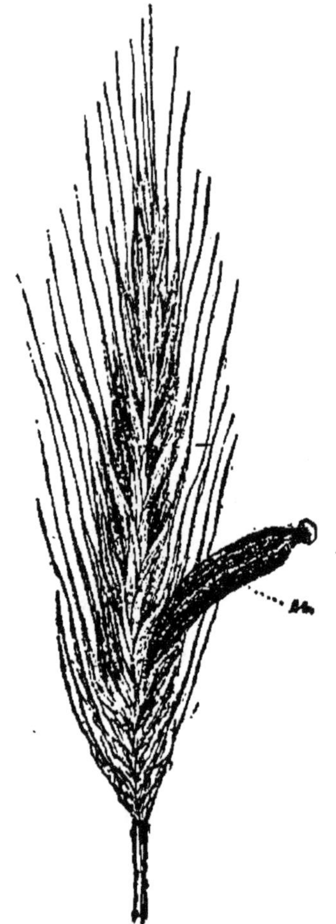

Fig. 27. Epi de seigle atteint par le *Claviceps purpurea; er*, ergot surmonté d'une coiffe. (D'après nature).

Plus tard se montre à la base de la fleur un liquide filant d'un goût fade, douceâtre, et que l'on croirait un produit de la décomposition des filaments du champignon. Il imbibe les glumes et finit par filtrer au dehors : c'est un *miellat*. Les praticiens disaient, il y a longtemps, que plus le miellat est abondant et plus il y a d'ergots.

Six à quinze jours après, suivant la plus ou moins grande humidité de l'atmosphère, un corps d'une consistance uniforme, solide, dense, et à travers la surface duquel le contenu apparaît teint en rouge-violet, apparaît à la même place où le miellat avait pris naissance. Ce corps, en mûrissant, constitue l'*Ergot,* tel que nous l'avons vu en commençant.

ETUDE BOTANIQUE DU CHAMPIGNON. — Si l'on examine l'épillet du seigle, quand les premiers signes du miellat apparaissent, on constate que les jeunes grains sont mous, déformés, s'écrasant facilement sous les doigts et couverts d'un enduit visqueux coloré en jaune plus ou moins foncé. Une tranche mince de cet ovaire, mise sous le microscope avec un faible grossissement, montre une masse presque homogène blanche, marquée à sa surface d'une multitude de saillies et d'enfoncements sinueux, creusés intérieurement d'un grand nombre de cavités irrégulières, formées pour la plupart par des replis qui ont une issue au dehors (fig. 28, C, p. 248). A un grossissement plus considérable, on constate que ce corps, paraissant homogène, est formé par le mycélium du parasite entrelacé de façon à former un réseau et que les sinuosités sont bordées par des rameaux rayonnants, dont les extrémités, par des gonflements et étranglements successifs, donnent naissance à un grand

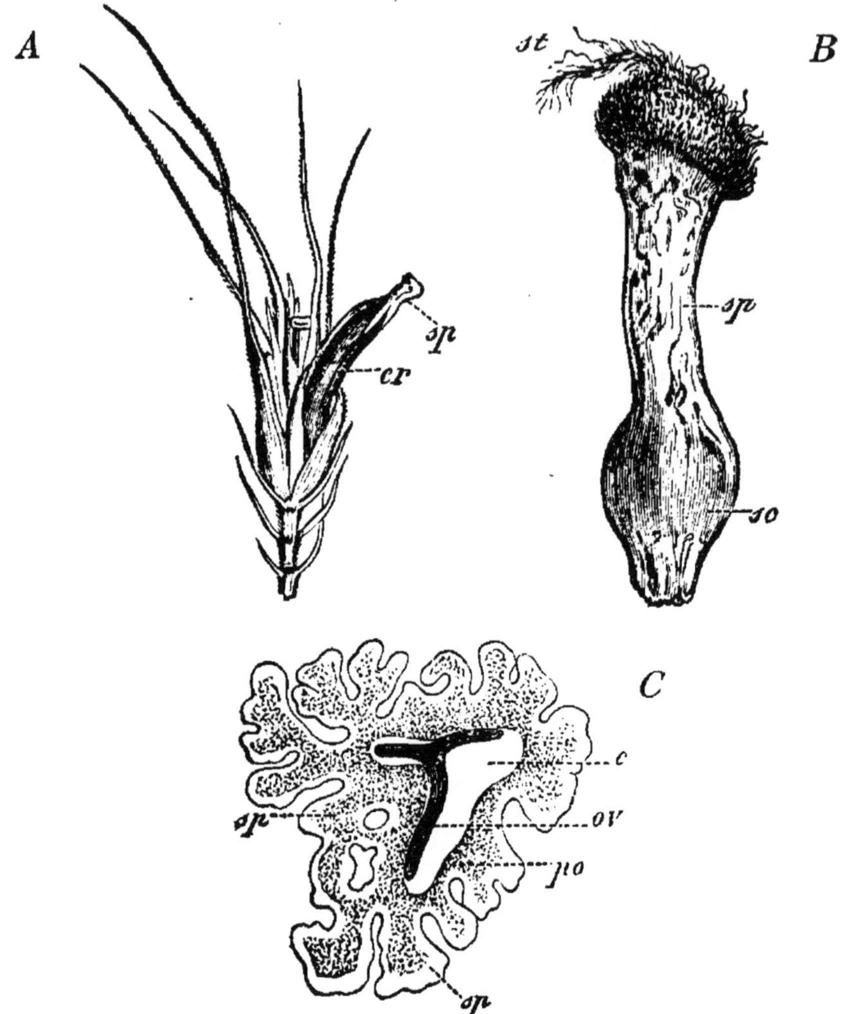

FIG. 28. — Epi de seigle et *Claviceps purpurea* Tul. (d'après Tulasne. Planches I et II). *A*. Portion d'un épi de seigle où on voit en place un ergot, *er*, coiffé de la spermogonie, *sp*, desséchée (*Sphacelia*, Lev. ; *Sacculus*, Fée.) — *B*. Pistil de seigle dans lequel le sclérote *sc* (ergot) est déjà assez développé et est devenu à peu près globuleux ; la spermogonie *sp*, s'étend jusqu'au sommet poilu du pistil ; *st*, un stigmate imparfait de ce pistil. — *C*. Coupe transversale d'un jeune ovaire avec la spermogonie qui l'entoure : *ov*, l'ovule atrophié et contracté ; *c*, cavité ovarienne ; *po*, paroi ovarienne désorganisée ; *sp*, spermogonie, 30/1.

nombre de conidies ovales et hyalines, qui restent suspendues dans le suc visqueux et douceâtre sécrété par le même mycélium (fig. 28, bis, p. 249).

D'autre part, le mycélium qui produit ces corps reproducteurs se trouve lui-même en communication avec les tissus et le pédoncule de la fleur et s'approprie ainsi pour

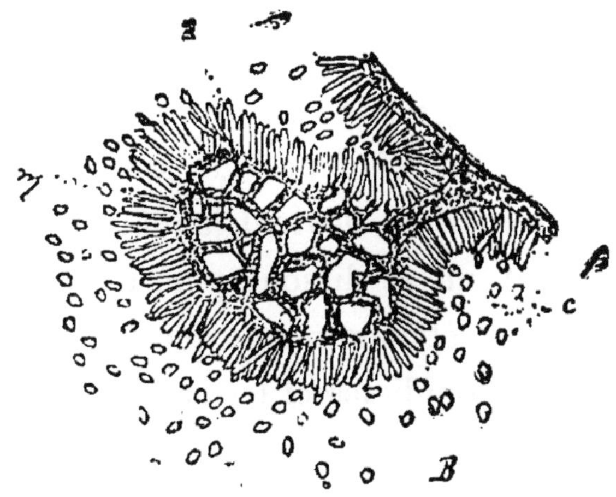

Fig. 28 bis. — B. Portion de coupe de l'appareil conidien du *Claviceps purpurea*, fortement grossie, portant des sillons bordés de rameaux rayonnants conidiophores : *m. m.* ; *c*, petites conidies. (D'après Tulasne[1].)

son propre développement les matériaux qui étaient destinés à émigrer dans l'ovaire venant du chaume et du rachis des feuilles.

Les spores ou conidies, que nous avons vu se former à

1. L. R. Tulasne, *Mémoire sur l'ergot des glumacées.* (Annales des Sciences naturelles, Botanique, 3e série, t. XX, 1853, planche II.)

l'extrémité des rameaux, germent assez facilement, en poussant un ou deux boyaux promycéliens, simples ou ramifiés, qui, après s'être allongés suffisamment, forment à leur extrémité un certain nombre de conidies secondaires disposées en cercle (Kuhn).

Suivant M. Roze[1], le suc visqueux dans lequel ces conidies se trouvent se dissout très bien dans l'eau, donnant une liqueur opaline, qui, au bout de vingt-quatre heures, présente une très grande quantité de conidies en germination ; mais, dès le troisième jour après son apparition sur l'épi, ce suc s'épaissit, devient jaunâtre, exhale une odeur spermatique et ne se dissout plus que difficilement dans l'eau, ce qui arrête en même temps la germination des petites cellules conidiales et les rend par suite impropres à l'infection.

Quoi qu'il en soit, à peine ce miellat apparaît, les insectes chercheurs du nectar, et spécialement la *Cantharis melanura,* se trouvent attirés vers les grains visqueux ; ils se chargent forcément de ce suc, qu'ils vont transporter ailleurs, contribuant ainsi à la diffusion de la maladie. Mais, outre les insectes, le vent aussi prend part à cette propagation, non pas en transportant directement les conidies, qui seraient perdues après dessèchement du suc, mais en poussant les épis les uns sur les autres, de façon que les

1. Roze, *Bulletin de la Société botanique de France*, 1870, t. XVII.

épis malades laissent tomber leur miellat sur les épis sains.

Les conidies, parvenues d'une façon ou d'une autre sur les fleurs saines, germent même très vite, si elles sont favorisées par l'humidité, et reproduisent en quelques jours la *sphacélie*. La durée pendant laquelle cette dernière se trouve en activité dépend uniquement des conditions atmosphériques. Dans l'espace de quelques jours, si le temps est sec, et après quelques semaines, si le milieu extérieur est humide, la sphacélie change d'aspect ; ses filaments, entrelacés en larges mailles, s'allongent, se ramifient et s'anastomosent entre eux sans ordre. Leur protoplasme se remplit de gouttelettes d'huile, en même temps que les couches périphériques se transforment en cellules parenchymateuses brèves, à membrane robuste, solide et violette. Ces changements, qui ont pour résultat la formation du sclérote, n'intéressent pas le mycélium sporifère, mais seulement les filaments qui communiquent avec le pétiole de la fleur, de sorte que cette jeune formation sclérotique semble placée plutôt au-dessous de la sphacélie ; en grandissant, en effet, elle l'élève incessamment hors des bractées florales et finit par la porter tout entière à son sommet, ainsi que l'ovaire qui s'est atrophié. Si le temps est pluvieux, la sphacélie qui couronne le sclérote se dissout en partie et recouvre, sous forme d'enduit visqueux, la surface de l'ergot et les balles de l'épi ; si, au contraire, le temps est sec, elle se dessèche, perd ses formes et disparaît peu à peu.

L'ergot continue à s'allonger, à grandir en tous sens et ne tarde pas à paraître hors des glumes.

Généralement, lorsque l'ergot est arrivé à son entier développement, il n'y a plus trace des éléments qui constituent le grain sain. Cependant Tessier affirme avoir rencontré des grains de seigle qui n'étaient qu'en partie transformés en ergot. De son côté, M. Tulasne dit aussi avoir trouvé un ergot qui était surmonté par un grain de seigle véritable, mais dépourvu d'embryon. Une autre fois, la cavité du péricarpe était partagée par l'ergot et le grain de seigle, qui avait un embryon parfait et beaucoup d'amidon.

A l'examen microscopique, le tissu cortical du sclérote se trouve formé d'un certain nombre de couches de cellules à parois fortes, de couleur violette et de nature parenchymateuse, comme la masse centrale qu'elles enveloppent. Les cellules incolores du noyau contiennent un protoplasme riche en gouttelettes huileuses, ce qui explique pourquoi ce sclérote contient jusqu'à 30 0/0 et quelquefois plus de substances oléagineuses. Au milieu de cette couche, on aperçoit souvent des faisceaux de filaments mycéliens qui parcourent irrégulièrement le sclérote, sans s'être modifiés pour sa formation.

Le *sclérote* du seigle, comme tous les sclérotes en général, sont des magasins pour les matériaux de réserve de champignon qui doivent traverser une période de repos. Ils correspondent par conséquent aux tubercules des plantes phanérogames, et on peut aussi peu les séparer d'une forme parfaite du champignon qu'on ne peut séparer le tubercule de la plante qui lui donne naissance.

Le temps de repos qu'exige le sclérote est en moyenne de trois mois. En tout cas, dans la nature, c'est au prin-

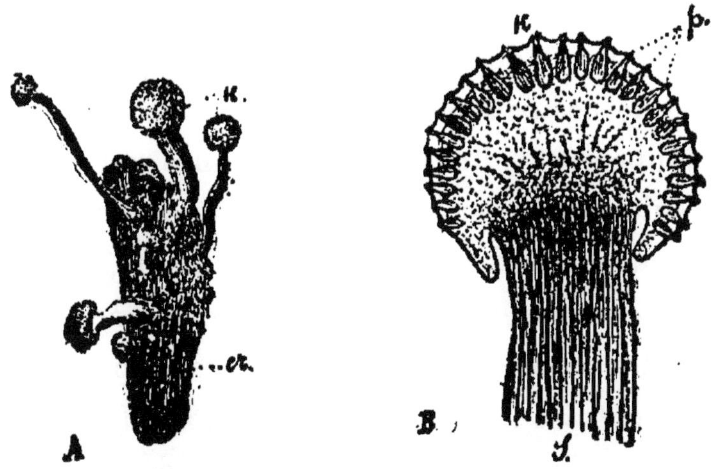

Fig. 29. — *A, er:* ergot portant un certain nombre de fructifications ; B section transversale d'une de ces fructifications montrant en *p* les périthèces qui couronnent le chapeau K. — (D'après Tulasne, *Annales des Sciences naturelles*, Botaniq., t. XX, pl. 3.)

temps suivant qu'ils germent, en faisant éclater par endroits leur écorce et en laissant sortir de très petits corps arrondis, denses, violacés, qui augmentent peu à peu et dont la surface se couvre souvent de gouttelettes d'un liquide clair. Ces petits corps se soulèvent bientôt par l'allongement de leurs pédicules (fig. 29, A), prennent une teinte pourprée, et l'ergot lui-même est peu à peu épuisé. La longueur des pédicules varie selon que le sclérote germe sur le terrain humide ou dans une couche de sable ou de terre humectée d'eau ; tandis que dans le premier cas, en effet, les corps sphériques sont portés par des pédicules très brefs, dans le second cas, les pédoncules s'allongent considérablement, de façon à porter les petits corpuscules à la surface. Il est donc permis de penser que le rôle physiologique de ces pédoncules consiste surtout à favoriser le développement ultérieur des organes qu'ils portent. Tout de suite après, sur la surface de ces petites têtes, apparaissent de tout petits points brillants, faisant une légère saillie à l'extérieur. Ces petites éminences sont produites par les périthèces creusés dans ces corps sphériques, qui produisent des asques pleines de spores (fig. 29, B).

Le nombre des spores du *claviceps* est incalculable : chaque périthèce en contient une infinité ; chaque tête de *claviceps* renferme un grand nombre de périthèces et M. Kuhn a vu sur le même ergot jusqu'à trente-trois de ces petits capitules.

Au moyen de plus forts grossissements, on peut reconnaître que ces asques sont tubuleux et qu'ils renferment six à huit spores hyalines et filiformes (fig. 30, A). Quand ces ascospores sont mûres, elles sortent de l'ouverture du périthèce plongées dans un liquide mucilagineux.

Ces différents phénomènes, ainsi que les rapports métagénétiques entre le *sclérote* et la *sphacélie,* furent observés et décrits pour la première fois par M. Tulasne, lequel attribua à ces diverses formes, jusqu'alors séparées, le nom de *Claviceps purpurea*.

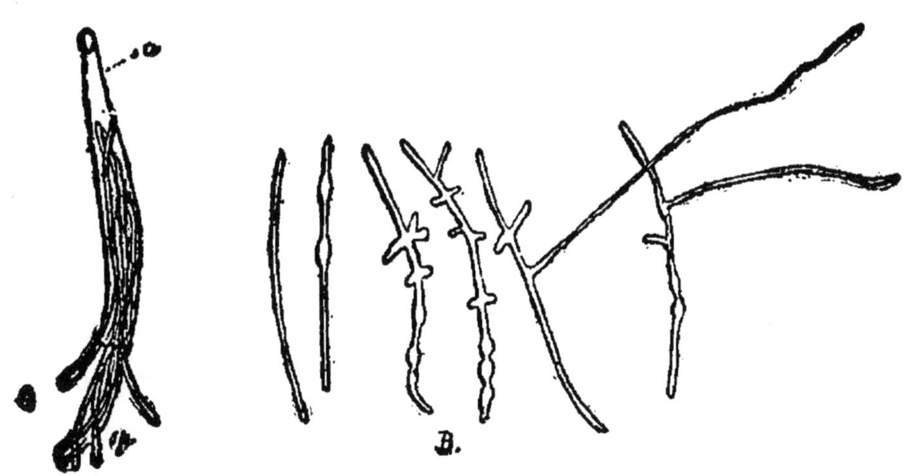

Fig. 30. — A ; asque de *Claviceps purpurea* en déhiscence, sp : spores filiformes. (D'après Tulasne.) B. Les mêmes spores en germination. (D'après Kühn.)

Nous croyons que l'histoire des semis d'ergots faits par M. Tulasne offrira quelque intérêt.

Les premiers *ergots* de seigle dont M. Tulasne fit usage avaient été recueillis par son frère et lui au mois de juillet 1851, dans les champs sablonneux qui s'étendent entre la forêt de Rambouillet et le village de Poigny ; ils furent plantés très peu de temps après et les premiers indices de leur végétation se manifestèrent vers la fin d'octobre. On vit alors sur plusieurs d'entre eux, en des points de leur surface restés hors de terre, se produire de petites fentes convergentes en manière d'étoile, ou se soulever un petit disque de la pellicule noire de l'ergot ; l'un et l'autre effet avaient pour cause la sortie de corps arrondis tuberculeux et blanchâtres. Ces nouveaux corps, qui étaient formés d'une substance homogène et dense, restèrent longtemps sessiles, mais gagnèrent peu à peu en diamètre ; on pouvait observer à leur surface, presque tous les jours, dans la matinée, une ou plusieurs gouttelettes d'une eau limpide, comme on en voit souvent à la marge blanche des Polypores amadouviers, dans les premiers temps de leur végétation. Ces gouttes liquides s'évaporaient tantôt assez vite, tantôt plus lentement et parurent constituer un phénomène analogue à celui que beaucoup de botanistes ont signalé chez les jeunes graminées et dont il est facile de se rendre témoin. Pendant ce temps, la matière de l'*ergot,* voisine des petits tubercules en question, subissait une altération notable ; les cellules de son tissu perdaient leur cohérence et se vidaient peu à peu de leur contenu qui échangeait sa nature huileuse et limpide pour un état granuleux et demi-solide ; leurs parois étaient devenues d'une extrême ténuité, et bien que quelques cellules parussent avoir grandi , un plus grand nombre subissaient visiblement une destruction lente, de façon que le parenchyme de l'*ergot,* loin de s'accroître par l'entrée de ce corps en végétation, éprouvait le sort du périsperme des graines qui germent, et l'*ergot* lui-même, celui des tubercules qui commencent à pousser de nouvelles tiges.

Les petits capitules dont je viens de parler finirent néanmoins par se détacher du corps de l'ergot, c'est-à-dire qu'ils s'élevèrent peu à peu sur une tige cylindrique d'un diamètre moindre que le leur et ils se colorèrent en même temps d'une teinte jaune qui devint ensuite plus ou moins purpurine ; leur stipe fut, presque dès son apparition, d'une couleur rouge-violette, plus intense à sa base que dans sa partie supérieure. Enfin la tête globuleuse de ces petits Champignons offrit bientôt à sa surface une multitude de fines ponctuations régulièrement espacées, et dans lesquelles il fut facile de reconnaître les ostioles d'autant de petits conceptacles tout à fait analogues à ceux du *Sphæria typhina* Pers. ou du *S. ophioglossoïdes* Ehrh. Ces conceptacles ovales-acuminés avaient de très minces parois intimement soudées au parenchyme qui les enveloppait, et ils contenaient des thèques longuement clavéiformes, unies à des paraphyses linéaires et légèrement épaissies à leur sommet. Huit spores semblables à des fils très ténus formaient un faisceau qui remplissait chaque thèque.

Depuis la fin d'octobre jusqu'au mois de mars suivant, les *ergots* de seigle cueillis à Poigny ne cessèrent de produire de nouvelles sphéries (*Sphæria purpurea*), mais il y eut de très grandes inégalités dans leur empressement à végéter, de même que les Sphéries d'un même *ergot* n'apparurent et ne mûrirent leurs spores que successivement ; la fécondité de ces Sclérotium ne semblait pas encore épuisée quand M. Tulasne les arracha pour les conserver en herbier.

D'autres *ergots* de Seigle, provenant de la même récolte, furent mis en terre par M. Tulasne beaucoup plus tard que les premiers, c'est-à-dire le 29 novembre 1851 ; ils n'en donnèrent pas moins une très grande quantité de *Claviceps purpurea* et ils en eussent produit davantage si M. Tulasne ne les eût retirés de terre vers la fin d'avril 1852. Dans cette expérience comme dans la précédente, les Sphéries qui parurent au milieu de l'hiver eurent un développement beaucoup plus lent que celles qui naquirent plus tard, lorsque la saison était devenue moins froide.

Des *ergots* de Seigle desséchés à l'étuve pour servir aux besoins de la médecine furent aussi plantés à la fin de novembre 1851 ; quelques-uns d'entre eux produisirent une ou deux Sphéries au premier printemps de l'année suivante.

Ces expériences de culture ont été renouvelées par M. Tulasne au moyen d'autres *ergots* que son frère et lui ont recueillis très abondamment pendant l'été et l'automne de 1852, tant auprès de Paris qu'à Beaumont-sur-Oise. Le 15 septembre de la même année, ils semèrent dans une grande terrine remplie de sable fin des *ergots* de Seigle, de Froment, de Chiendent (*Triticum repens*), de Flouve (*Anthoxanthum odoratum*), de Fromental (*Avena elatior*), d'Ivraie (*Lolium temulentum*), de Ray-grass (*L. perenne*), de *Dactylis glomerata L.*, de *Poa aquatica* L., de *Glyceria fluitans* R. Br. et d'*Alopecurus agrestis* L. Ces *ergots*, placés, suivant l'espèce de graminée qui les avait produits, dans de petits sillons séparés, furent simplement recouverts d'un lit de mousse peu épais. A partir de ce moment, on ne négligea point de les arroser avec de l'eau de pluie, aussi fréquemment qu'il fut nécessaire pour maintenir toujours humide le sol sur lequel ils reposaient. Il ne leur fut pas d'ailleurs donné d'autres soins; la terrine demeura constamment près de la fenêtre d'un cabinet exposé au midi et non chauffé. Le 20 février 1853, M. Tulasne constatait sur quelques *ergots* de Seigle, de Ray-grass et de Froment l'apparition des premières Sphéries ; mais ces jeunes champignons eurent un développement lent, car ils n'atteignirent leurs dimensions normales qu'après six semaines de végétation. D'autres *ergots* de Seigle et de Froment ne commencèrent à donner signe de vie qu'un mois, cinq semaines et même deux mois plus tard que les premiers ; toutefois les plus paresseux à entrer en végétation ne furent pas moins féconds que les autres et leurs Sphéries mûrirent leurs spores vers la fin de mai, ayant employé un mois à peine à prendre tout leur accroissement. Les *ergots* d'Ivraie, de Chiendent, de Fromental, de Flouve, de *Poa aquatica,* d'*Alopecurus agrestis,* de *Glyceria fluitans* et de *Dactylis glomerata* furent moins précoces que les précédents ; presque tous cependant avaient commencé de végéter avant la fin du mois de mars et portaient, le 20 avril suivant, de belles sphéries qui ne se distinguaient point spécifiquement du Claviceps purpurea obtenu des *ergots* du Seigle et du Froment. Grâce à l'inégalité de la végétation de tous ces *sclerotium,* c'est-à-dire aux époques diverses auxquelles chacun d'entre eux se prit à pousser, M. Tulasne put cueillir des *Claviceps purpurea* mûrs presque tous les jours, depuis la mi-avril jusqu'au commencement de juin.

M. Tulasne fit le 24 décembre 1852 son dernier semis d'*ergots* dans les mêmes conditions que celui du 15 septembre, si ce n'est que ces *sclerotium* furent recouverts d'une légère couche de terre de bruyère ; il n'étendit point de mousse par-dessus. Ce semis reçut d'ailleurs les mêmes soins que le premier et vers la mi-avril, M. Tulasne vit sortir de terre les premiers capitules du *Claviceps purpurea*. Les *ergots* les plus précoces furent encore dans cette circonstance ceux du seigle [1], mais ils furent promptement imités par les *ergots* du Ray-grass, du *Brachypodium sylvaticum*, du *Dactylis glomerata*, du *Molinia cærulea* et des autres Graminées citées plus haut, de manière qu'avant la fin de mai, le sol de la terrine, bien qu'envahi par les gazons verts de certains *Barbula, Bryum* et autres Mousses avait été partout soulevé par les capitules des *Claviceps* et

1. M. Tulasne fait remarquer à cette occasion que si les *ergots* de Seigle l'emportent sur la plupart des autres par la précocité de leur végétation, une fois qu'ils ont été confiés à la terre, cela tient, selon toute vraisemblance, à ce qu'ils sont nés avant eux. On en trouve effectivement autour de Paris, de parfaitement mûrs vers la fin de juin, tandis que les ergots des gramminées moins printanières n'apparaissent forcément que plus tard. Ces derniers se développent surtout en abondance pendant les mois de juillet et d'août. *(Ann. des sc. nat.)*.

présentait une ample moisson à faire de ces petits Champignons.

Le 15 septembre 1852, comme le 24 décembre suivant, M. Tulasne avait semé en même temps que les ergots des Graminées que nous avons désignées, et de la même manière, des *ergots* d'*Heleocharpis uniglumis* Dietr. recueillis à Senart, près Paris, le 11 juillet 1852.

Les plus précoces d'entre ces *sclerotium* particuliers se prirent à végéter seulement dans les derniers jours d'avril 1853 et les *Claviceps* qui en naquirent avaient achevé leur développement vers la mi-mai. D'autres ergots semblables ne commencèrent à pousser que quinze jours et trois semaines plus tard ; quelques-uns même restèrent dans une mort apparente jusqu'au mois de juin. Tous sans exception produisirent des *Claviceps* identiques entre eux et qui me semblent devoir constituer une espèce suffisamment distincte des *Claviceps purpurea* et *C. microcephala*. M. Tulasne la désigne par le nom de *Claviceps nigricans*, à cause de sa couleur très sombre, d'un violet presque noir, qui affecte toutes ses parties, même dès ses premiers commencements.

Envisageant dans leurs rapports les trois termes dont chacun des *Claviceps* se compose, M. Tulasne a indiqué par quels liens on doit supposer que la Sphacélie, l'Ergot et la Sphérie sont unis dans ces espèces fongines ; il a montré dans la *Sphacélie* un appareil compliqué, revêtu sur toutes ses parois d'un *hymenium* de basides spermatophores et la tient pour une spermogonie, c'est-à-dire pour un organe dont le rôle doit correspondre à celui que les *Cytispora* et leurs analogues jouent chez d'autres Hypoxylées.

Parmi les Champignons de l'ordre des Hypoxylées auquel les Claviceps appartiennent, il en est beaucoup qui sont pourvus de la même manière que certains Dyscomycètes, de plusieurs appareils reproducteurs distincts (Tulasne).

Les spores filiformes de *Claviceps,* quand elles se trouvent dans une atmosphère humide ou dans une goutte d'eau portée sur un porte-objet, se gonflent sur plusieurs points de leur longueur, puis émettent de ces gonflements des fils germinatifs très déliés, dont on n'a pu, jusqu'ici, suivre le développement. Il n'y a cependant aucun doute que ces spores peuvent propager la maladie, ainsi que les infections artificielles de plusieurs expérimentateurs l'ont prouvé (Kühn, Roze, etc.). Quant à la manière dont ces infections s'opèrent dans la nature, on ne saurait accuser le vent ou le mouvement de l'air, attendu que ces spores, à cause du mucilage qui les enveloppe, adhèrent fortement, une fois desséchées, aux capitules du *Claviceps*. Les seuls agents de diffusion qu'on pourrait invoquer seraient : la pluie, si elle dissout le mucilage, et les insectes, surtout les *diptères,* que les différents observateurs ont vu visiter les petites têtes du sclérote.

L'*ergot* trouverait, en outre, très vraisemblablement un agent propagateur dans les crues des fleuves. De toute antiquité, les riverains de la Loire savent, par exemple, que les crues transportent de mauvaises graines. Ainsi M. Duplessis [1] constata, il y a un certain nombre d'années, dans la vallée de la Loire, à Tavers (Loiret), un *blé* d'hiver, semé sur des plantes sarclées, ayant plus d'un quart de ses épis atteints de l'ergot sur une *partie* seulement d'un champ de plusieurs hectares. La récolte qui précédait ce blé était une récolte sarclée, et deux ans auparavant le champ aurait porté des légumineuses. D'autre part, le fermier affirmait avoir semé une semence uniforme, et, par conséquent, l'ergot ne pouvait pas se trouver sur une partie seulement du sol. « Il faut donc admettre, dit M. Duplessis, que « l'ergot a dû être porté sur ce point du champ par les « eaux de la Loire, qui avaient débordé ce printemps en « passant par le val, où l'année précédente il existait beau- « coup de seigles atteints de cette maladie. »

Il est encore un point intéressant à relever dans cette note : l'intensité de l'attaque du blé de Tavers. Tessier, Tulasne et d'autres auteurs rapportent aussi avoir observé l'ergot sur le blé, mais tous s'accordent sur la rareté de son apparition, qui constitue presque une exception.

Cette résistance apparente du blé, ainsi que d'autres graminées, trouve en partie son explication dans la morphologie de leurs fleurs. Nous savons, d'après ce qu'il a

1. Duplessis. *Maladie de l'Ergot*. (Journal d'agriculture pratique. 1877, tome 2, pag. 348).

été dit plus haut, que les ascospores attaquent directement la fleur de la plante hospitalière et y reproduisent le champignon parasite. Or, tandis que dans la fleur de seigle les glumelles s'écartent considérablement au moment de la floraison, de façon à laisser l'ovaire à la merci des attaques du parasite, pour le blé et beaucoup d'autres graminées, les fleurs laissent adhérer les glumelles sur l'ovajre et s'opposent ainsi à la facile introduction des agents naturels qui servent de véhicule aux spores (insectes, etc.), laissant à peine une fente étroite pour la sortie des étamines et du pistil. Néanmoins un grand nombre de graminées, sauvages surtout, sont attaquées par l'ergot, et servent souvent de foyers d'infection pour le seigle. Nous citerons les principales. Parmi les céréales : le *seigle*, le *blé*, le *millet* (Panicum miliaceum) et le *riz ;* parmi les graminées fourragères ou autres : les *Lolium perenne* et *Italicum, Glyceria spectabilis* et *fluitans, Bromus secalinus mollis* et *inermis, Dactylis glomerata, Arrhenatherum elatius, Phleum pratense, Alopecurus pratensis* et *geniculatus, Anthoxanthum odoratum, Agrostis vulgaris,* etc.

Conditions de développement de l'ergot. — Le *sclérote* du *Claviceps purpurea* nécessite de l'humidité et de la chaleur pour sa germination, qui n'a pas lieu partout à la même époque. C'est ainsi que dans les pays froids, alpins, il ne donne naissance aux périthèces que vers le commencement du mois de juin, tandis que dans les plaines et les bas fonds du midi, ces organes sont déjà mûrs au mois d'avril ; mais puisque le seigle dans ces mêmes localités ne fleurit qu'un mois après, il est juste de penser que ces spores conservent pendant ce temps-là leur faculté germinative.

Du reste ici, comme pour toutes les autres affections qui nous occupent, les pluies, les vents humides, le voisinage des étangs, etc., favorisent le développement de l'ergot ; ces terres humides présentent aussi autant de circonstances propres à faire éclater la maladie. Enfin les épis placés dans le voisinage des sentiers ou des chemins sont plus disposés à l'ergotisme que les autres ; c'est que, sans doute, n'étant pas protégés par les épis voisins, ils sont plus que les autres soumis à l'action des véhicules des germes, des vents humides, etc.

Effets de la maladie. — Elle localise presque son effet sur les grains attaqués, de sorte qu'on trouve le reste de l'épi régulièrement conformé et parfaitement sain.

Dans les cas les plus graves et les plus rares, c'est à peine si le cinquième ou le sixième de la récolte se trouve compromis ; ordinairement un sclérote d'ergot correspond à plusieurs centaines de bonnes semences ; mais par contre l'ergot est extrêmement vénéneux pour l'homme et les animaux. Mêlé avec la farine du pain il agit fortement sur l'organisme humain jusqu'à menacer la santé et même l'existence. Pendant les périodes de la plus active reproduction de ce champignon, l'histoire a eu toujours à enregistrer des épidémies désastreuses d'ergotisme, dont les plus mémorables sont celles de la Silésie en 1588, du royaume de Saxe en 1648, de la Sologne en 1690, de la Suisse en 1709, de la Silésie en 1736, du Danemark, de la Suède et de la Norvège en 1761, de la Westphalie en 1770 et 1771, du duché de Nassau en 1856, etc.

En France, 2 millions d'hectares, sur 15 millions qui sont consacrés à la culture des céréales, sont occupés par le seigle (collines granitiques, plaines sablonneuses, étangs des Dombes et de la Sologne), mais tendent à diminuer de jour en jour. L'ergotisme est devenu rare ; les dernières manifestations épidémiques en France ont été signalées par Barrier, dans les départements qui entourent Lyon (Isère, Loire, Haute-Saône).

L'*ergotisme* de l'homme et des animaux a préoccupé depuis longtemps la sagacité des médecins. Aujourd'hui on distingue deux sortes d'ergotisme, qui pour beaucoup ne constituent que deux phases de la même maladie ; ce sont : l'ergotisme gangréneux et l'ergotisme spasmodique. L'*ergotisme gangréneux* s'accuse chez l'homme par le manque d'appétit, des nausées, des vomissements, des douleurs abdominales, des coliques et parfois des diarrhées. Ces symptômes sont accompagnés d'une faiblesse générale, de vertiges, de frissons, de fourmillements, de douleurs émigrantes, de faibles convulsions, un défaut dans la flexibilité des membres, etc., et sont souvent suivis d'une anesthésie locale, de douleurs lancinantes, d'enflures rappelant celles de l'Erysipèle et enfin de la gangrène des extrémités des membres. L'*ergotisme spasmodique* se manifeste presque par les mêmes symptômes, sinon qu'aux phénomènes précédents, il s'ajoute ici un spasme plus ou moins fort qui dégénère en véritable épilepsie. Enfin, si les quantités d'ergot ingérées étaient considérables, la mort ne tarde pas à venir au milieu de crampes et de spasmes atroces. Malheureusement, même les petites quantités qu'on peut trouver dans la farine peuvent causer à la longue des dérangements très graves du système nerveux et la maladie connue sous le nom de *formicolosi*. On doit donc, dès que les premiers symptômes apparaissent, éliminer la cause du mal, en ne mangeant plus de pain empoisonné, et consulter un médecin.

Pour que l'ergot puisse produire ces effets, il faut qu'il soit mêlé avec la farine dans la proportion de 3 à 5 pour 0/0 ; la farine alors présente un aspect bleuâtre assez suspect. Mais si la quantité d'ergot est inférieure à 3 pour 0/0, rien ne fait soupçonner sa présence. Il faudrait alors recourir au microscope pour reconnaître au milieu des grains d'amidon les cellules colorées de l'enveloppe du sclérote. Outre l'examen microscopique, le procédé chimique suivant nous a permis de revéler la présence de l'ergot, quand il se trouvait même en petite quantité dans la farine : on traite dans un tube à essai une petite quantité de farine à examiner avec de l'alcool acidulé d'acide chlorhydrique, on chauffe jusqu'à ébullition, puis on laisse reposer pour quelques moments ; le liquide qui surnage revêt une coloration rougeâtre plus ou moins intense selon la quantité de l'ergot, mais toujours perceptible quand celui-ci se trouve en proportion d'1/2 pour 0/0. La farine pure, soumise au même traitement, laisse un liquide blanchâtre.

A côté cependant des graves inconvénients que nous venons de signaler, l'ergot, administré à des quantités convenables, peut, dans beaucoup de cas, constituer pour l'homme un médicament des plus précieux. C'est ainsi qu'il trouve son emploi en médecine pour provoquer ou accentuer les douleurs de l'enfantement, grâce à sa propriété de déterminer des contractions violentes dans l'appareil sexuel et dans l'utérus de la femme ; mais comme ces contractions convulsives, dans les cas de grossesse, peuvent favoriser ou déterminer l'expulsion du fœtus, l'ergot est aussi employé, avec un succès plus ou moins constant, comme emménagogue. L'ergot est encore administré pour diminuer les hémorragies menstruelles, si elles sont fortes après l'accouchement, pour réagir contre la paralysie de la vessie urinaire, pour provoquer l'atrophie des *Fibromyomes*, pour combattre le goître, et enfin, et c'est un emploi tout nouveau[1], pour remédier à l'anévrisme et à l'angiectasie.

L'ergotisme n'est pas exclusif à l'homme ; les bestiaux

1. Nothnagel et Rossbach. *Nouveaux éléments de matière médicale et de thérapeutique*, ouvrage traduit sur la 6e édition allemande. Paris, 1889, p. 601.

alimentés avec du seigle ou d'*autres graminées fourragères* portant ce sclérote, présentent des symptômes analogues. Encore récemment (1886) une épidémie causa la mort de plusieurs chevaux dans une propriété de Hénonville, nourris avec du seigle ergoté. En 1884, le Dr Salmon, chef du service zootechnique des États-Unis, publia un mémoire sur l'ergotisme produit par le foin ergoté chez des bovins[1], qui avaient ingéré des graminées de prairies atteintes de *claviceps*.

M. Henri Grosjean, inspecteur de l'enseignement agricole à Paris, a présenté le résumé du travail du savant américain. Les premiers symptômes de la maladie observée au Kansas étaient une diarrhée plus ou moins forte, de la boiterie et de la raideur dans les articulations inférieures des membres postérieurs, principalement, puis le refroidissement et l'insensibilité de ces parties. Une lésion se produisait autour du pied, séparant d'une manière tranchée la partie saine de la partie attaquée. Cette zone de séparation était limitée en peu de temps à la partie supérieure par une fissure qui, après avoir coupé la peau, s'étendait graduellement vers le centre du membre, détruisant, en premier lieu, les parties les plus tendres de la chair, puis les ligaments et les tendons. La gangrène sèche détruisait peu à peu le membre attaqué. Le sabot se décol-

1. De l'ergotisme produit par le foin ergoté. (Bulletin du ministère de l'Agriculture. Juin 1886, p. 270).

lait ; dans un grand nombre de cas même, les animaux perdaient une ou plusieurs phalanges, et quelquefois le métatarse était dénudé jusqu'à sa partie médiane. Dans d'autres cas la gangrène enlevait plusieurs vertèbres caudales. Des phénomènes de nature analogue se produisaient aussi dans la bouche : des érosions, sans ulcération, d'un demi à deux centimètres et demi de diamètre, soulevaient les muqueuses qui bientôt se déchiraient et laissaient à nu la surface du palais. De plus dans la majorité des cas, il y avait avortement ou au moins des troubles dans la parturition.

En examinant le foin donné aux animaux malades, le docteur Salmon remarqua que l'ergot (*Claviceps purpurea*) y avait fait de grands ravages. Nombre de graminées de prairies étaient attaquées, entre autres surtout le Seigle sauvage (*Elymus virginicus*), puis l'Agrostis (*Agrostis vulgaris*), le paturin (*Poa pratensis*), la Fléole (*Phleum pratense*). Dans certains cas le foin contenait 1.33 p. 100 de son poids d'ergot. Des observations analogues faites dans le Missouri, dans l'Illinois, dans l'Iowa, dans le Colorado, dans l'état de New-York et au Canada, soit par le docteur Salmon, soit par d'autres praticiens, ne laissent aucun doute touchant la cause de cette maladie. Salmon recommande de couper le foin avant la formation de la semence, ce qui arrête nécessairement le développement de l'ergot. Il insiste aussi sur la nécessité d'abreuver suffisamment les animaux en hiver et de les protéger autant que possible contre le froid.

L'ergotisme a été constaté par le docteur Salmon chez la jument : l'avortement en était la conséquence. Il n'a pu jusqu'à présent, constater cette maladie chez les moutons pas plus que chez les porcs.

L'ergot agit sur le système nerveux central des animaux et paralyse les actions reflexes de la locomotion et de la respiration[1]. Il n'altère pas les nerfs moteurs, la substance des muscles et le cœur, mais il diminue la pression du sang et la chaleur du corps, en même temps qu'il accélère les mouvements péristaltiques en ne permettant pas au sang d'arriver en quantité suffisante dans les muqueuses. Enfin il provoque ou il accentue les contractions de l'utérus. Mais si ce sclérote est mêlé en fortes proportions avec les aliments, ses effets sont très graves, comme nous venons de le dire.

Brown Séquard croyait que le principe toxique de l'ergot agit directement sur les muscles et les artères ; d'autres physiologistes voulurent voir dans ce phénomène une altération du système nerveux, et d'autres, enfin, considèrent les effets de l'ergot comme conséquence de ses propriétés contractives sur les vaisseaux sanguins déterminant, tout naturellement, l'anémie des extrémités des membres et par là la gangrène.

Les chimistes de leur côté recherchèrent dans l'ergot les

1. Voy. Zundel, *Dictionnaire de médecine vétérinaire* par Hurtrel d'Arboval, Paris, 1874, t. II, p. 820.

principes auxquels son action pourrait être attribuée. C'est ainsi que Wiggers, en 1830, y découvrit une substance amorphe l'*ergotine* douée de propriétés actives. Après lui Zweifell constata pour la première fois une autre substance soluble dans l'eau, offrant une réaction acide, laquelle fut désignée plus tard par Dragendorff sous le nom d'*acide sclérotique* ($C^{12} H^{19}$, Az O^{9}). D'autres corps, tels que la *Scléroerythrine, Sclérojodine* (mat. colorantes), *Scléromycine, Picrosclerine* (poison alcaloïde très fort), *huiles diverses*, etc., furent successivement signalés. M. Tanret, en 1878, y trouva encore, à la proportion d'1/2 p. 0/00, une substance basique cristallisable n'offrant pas de réaction alcaline, soluble dans l'alcool, l'éther et le iodoforme, qu'il dénomma *ergotinine*[1]. On conçoit donc, de l'énumération de tous ces corps, que l'action de l'ergot doit être recherchée non pas dans un principe seul, mais dans un ensemble de substances vénéneuses ou actives.

MOYENS DE DÉFENSE.

Contre le développement de ce parasite il n'y a aucun moyen direct de défense. La macération des graines dans une solution de sulfate de cuivre, par exemple, procédé qui a produit de bons résultats pour d'autres maladies, ne peut être efficace ici ; c'est, en effet, la plante adulte et non

1. Nothnagel et Rossbach, *nouveaux éléments de matière médicale et de thérapeutique*, p. 596.

la plante naissante, qui est infestée. Pour maintenir le champ propre et empêcher que l'*ergot* ne soit mêlé avec la farine, on doit enlever soigneusement tous les sclérotes qui se laissent facilement séparer des grains sains. Cette opération sera profitable. Ce procédé, facile à pratiquer pour les petites cultures, devient impossible pour les fermes où le seigle est cultivé dans des champs de plusieurs hectares d'étendue ; les ouvriers nécessaires pour cette opération, en y rentrant, fouleraient les plantes, et la moissonneuse venant après causerait des graves dégâts. Dans le cas où une culture en serait envahie, on devrait ouvrir le sol, de suite après la moisson, au moyen d'une charrue et à une profondeur de 18 cent. au moins, pour enterrer les sclérotes tombés des épis. Quant aux ergots qui restent attachés entre les glumes, ils sont vite concassés et éliminés par les appareils qui servent à préparer les semences.

Une autre précaution nécessaire à prendre pour prévenir le développement de l'ergot, consiste à couper avant leur floraison les graminées sauvages, aux environs du champ contaminé, atteintes par le même *Claviceps purpurea*.

Une rotation convenable de culture, d'après laquelle le seigle ou toute autre graminée sensible aux attaques de l'ergot ne revient qu'après un certain nombre d'années dans le même champ, diminuera de beaucoup les chances de l'extension de la maladie.

Il convient d'approprier les terres à la culture de céréales supérieures du blé, d'étendre les transactions commerciales qui permettent aux producteurs du seigle de l'échanger contre du blé pour leur alimentation, de répandre l'instruction qui ouvrira les yeux des populations sur les dangers de l'ergotisme.

E. FORMES FRUCTIFÈRES INCOMPLÈTEMENT CONNUES.

Sous cette division nous comprendrons quelques groupes de champignons qui n'offrent pas de qualités morphologiques bien délimitées, et qui ne peuvent pas, par conséquent, être attribuées à des familles déterminées. A proprement parler, ces champignons ne peuvent pas former des groupes distincts, car en réalité, ils ne représentent que des formes *métagénétiques* de quelques familles, ce qui empêche de les considérer comme productions autonomes. On compte aujourd'hui trois groupes, les suivants :

I. HYPHOMYCÈTES.

II. MÉLANCONIÉES.

III. SPHÆROPSIDÉES.

La création de ces groupes a été motivée par ce fait que les botanistes rencontrent souvent des formes fructifères isolées, dont ils ne peuvent suivre le développement, ni relever les rapports génétiques qui les lient à une forme capable de servir de base pour la classification, telle que la forme *ascosporée,* etc. La nécessité donc d'enregistrer méthodiquement l'existence de ces productions amena lesdites divisions. Mais dès que ces fructifications sont reconnues former une partie intégrante d'une espèce déterminée, elles sont détachées de ces groupes et attribuées à cette espèce. Prenons un exemple. Avant d'établir que l'*Oïdium monilioides* Link était la forme conidiophore de l'*Erysiphe graminis,* D. C., on l'avait enregistré parmi les *Hyphomycètes.* Aujourd'hui l'*Oïdium montlioides,* Link, détaché de ce dernier groupe, ne forme qu'un synonyme partiel de l'*Erysiphe Graminis,* D. C. Il en est de même pour le *Mastigosporium album.* Riest. et le *Dilophia graminis,* ainsi que pour beaucoup d'autres champignons dont on découvre tous les jours les rapports évolutifs. En somme, ce sont des groupes analogues, pour ainsi dire, au genre *Uredo,* créés pour la commodité des mycologues, et dont les espèces ne peuvent avoir un caractère d'autonomie que dans le cas d'une suppression des autres formes qui devaient les compléter.

Deux entre ces trois groupes nous intéressent.

I. HYPHOMYCÈTES.

Les *Hyphomycètes* ou champignons à hyphes dérivent en bonne partie du démembrement de l'ancien groupe des

Coniomycètes. Ils embrassent un grand nombre de champignons pour la plupart saprophytes, dont la constitution rappelle exactement la forme conidiophore des Ascomycètes. Beaucoup de ces formes vivent en saprophytes sur les céréales ; néanmoins il y en a, et ce sont justement ceux que nous allons mentionner, qui s'y développent en vrais parasites. Outre les céréales, encore d'autres cultures en ont aussi à souffrir. Il suffit de rappeler que le *Cercospora beticola,* Sacc. (maladie des betteraves), le *Fusicladium pyrinum* (Lib.)Fckl, du poirier, le *Cercospora vitis* Sacc., de la vigne, etc., appartiennent à ce groupe.

Genre Helmintosporium.

Link.

Ce genre est assez riche en espèces, pour la plupart saprophytes, dont les spores sont ordinairement allongées en massue, ou cylindriques ; cloisonnées et souvent en forme de fuseau, elles offrent une certaine ressemblance avec un ver (ἕλμινς), et c'est du reste à ce caractère que le nom de ce genre fait allusion.

Voici les espèces qui vivent en parasites sur les céréales :

1. Helmintosporium terres.

Sacc. Michel. II. p. 558.

Exsiccata. Briosi. e Cavara. 80, Saccard. Fungi. Ital. 833.

L'*H. Terres* a été signalé pour la première fois par M. Saccardo, sur l'orge cultivée aux environs de Padoue. On le rencontre assez souvent dans l'Italie septentrionale sur l'*orge* et l'*avoine,* surtout pendant l'arrière-saison. Il forme aux deux faces de la feuille des taches irrégulières d'une couleur blanc-sale, au milieu desquelles apparaissent des efflorescences caractéristiques.

Le mycélium de l'H. Terres vit dans les tissus : il est très peu coloré, à cloisons assez nombreuses, parfois très rapprochées ; il émet, à travers les stomates, les filaments fructifères qui donnent aux taches leurs aspect. Ces filaments s'élèvent en petit nombre perpendiculairement à la feuille ; ils sont d'un calibre uniforme, cloisonnés, un peu flexueux, d'une couleur olivâtre. Leur hauteur est de 100 à 130 μ, tandis que leur largeur ne surpasse pas les 12 μ.

A l'extrémité de ces filaments on aperçoit les spores ou *conidies*, qui à leur état parfait sont allongées, cylindriques, arrondies à leur extrémité, un peu plus foncées que les filaments qui les portent et plusieurs fois cloisonnées dans leur intérieur. Leur longueur varie entre 100 et 115 μ, tandis que leur largeur atteint à peine 18 μ.

MM. Briosi et Cavara [1] ont formé la variété *Avenæ sativæ* pour l'*Helmintosporium Terres,* qui se développe sur l'Avoine. Ce qui différencie cette variété de l'espèce typique, ce sont ses filaments fructifères isolés et non fasciculés, qui, tout en étant presque deux fois plus longs, portent des conidies d'une dimension inférieure à celle que nous venons de constater pour ce même parasite, quand il se développe sur l'orge.

2. Helmintosporium turcicum.

Passer. in *Bollt. Comiz. Agr. Parma.* Octobr. 1876.

(Suie du Mais).

Exsiccata. Rabenhorst. Fungi Europ. Fasc. XXIII.

L'*H. turcicum* se développa, en 1876, d'une façon inquiétante dans les champs de Maïs de la province de Parme, et il fut alors signalé et décrit par le professeur Passerini. Depuis lors il a bien été constaté sur quelques autres points du N. d'Italie (Trevise), sans cependant que de sa présence résultât quelque dommage sérieux pour la végétation.

Les feuilles attaquées par ce champignon se décolorent en partie ou totalement, deviennent minces et transparentes, et développent dans la plupart des cas sur les parties décolorées un fin duvet d'aspect velouté, qui ne tarde pas, surtout si l'invasion est intense, à provoquer le dessèchement de la feuille ; celle-ci alors prend une teinte brune de feuille morte.

Dans ce cas, comme dans le précédent, la fine efflorescence qui apparaît sur les feuilles attaquées est due au

1. Briosi e Cavara. *Funghi paras. delle piante coltivate*, fasc. IV. Pavia.

développement des filaments fructifères du champignon, qui sortent aussi de l'ouverture stomatique, réunis en bouquet (fig. 31). Ces filaments sont droits ou flexueux, beaucoup plus longs : 150 μ, en moyenne, et plus minces : 6 μ, que ceux de l'espèce précédente, à cloisons nombreuses

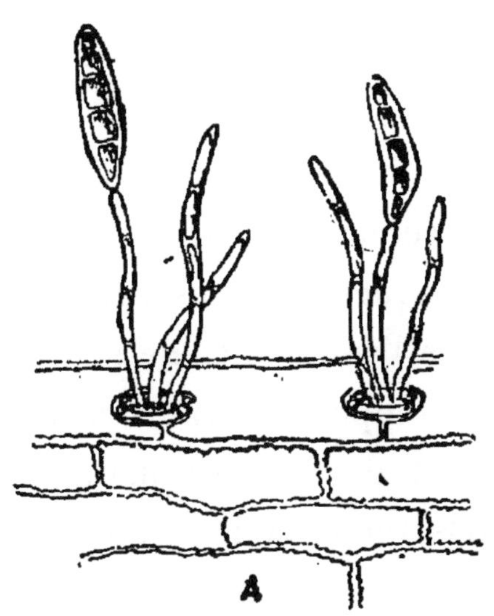

Fig. 31. — Filaments fructifères fasciculés de l'*H. turcicum* sortant des stomates d'une feuille de maïs ; deux d'entre eux sont surmontés de conidies 143/1. (D'après nature.)

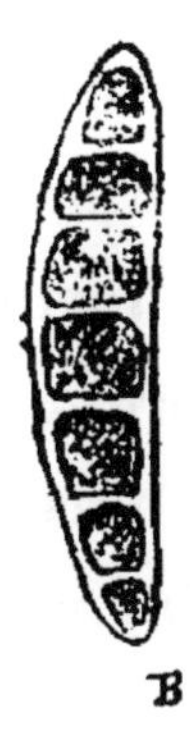

Fig. 32. — Une spore de l'*H. turcicum* 300/1. (D'après nature.)

et d'une couleur jaune-brunâtre. Un bon nombre de ces filaments restent stériles ; d'autres forment à leur sommet des spores fusiformes, traversées par plusieurs cloisons, transparentes, moins longues : 85 à 92 μ et plus larges : 20 à 24 μ de celles de l'*H. terres*, et colorées en jaune-olivâtre (fig. 32.).

L'*H. turcicum* a été aussi observé sur le *Sorgho*.

II. SPHÆROPSIDÉES.

Ce groupe, formé d'abord par Léveillé, puis reformé par M. Saccardo [1], comprend un certain nombre de fructifications à conceptacles *entiers,* ordinairement pourvus d'un ostiole, ou *coupés au milieu* (Leptostromacées, etc.). A l'intérieur de ces conceptacles prennent naissance les basides, plus ou moins visibles, sur lesquels sont insérés les spores.

Ces formes, ainsi que nous l'avons dit, ne sont que des membres dissociés d'espèces composées de plusieurs termes. Elles offrent particulièrement de grandes analogies avec les *Pyrenomycètes,* lesquels, comme il a été démontré pour un assez grand nombre, forment des états métagénétiques (pycnides ou spermogonies). Les céréales desséchées et pourries, ainsi que toutes les autres plantes, en sont vite couvertes ; néanmoins un bon nombre d'entre elles envahit en vrais parasites nos cultures, et y détermine des maladies parfois très graves, telles que le *Black Rot* (forme *Phoma revicola*), le *Coniothyrium Diplodiella,* le *Septoria* de l'Orme, du Peuplier, etc.

Beaucoup d'entre les Sphæropsidées furent accusées d'habiter en parasites sur nos céréales. Les unes n'ont

1. Saccardo, *Michelia,* I, pag. 133, II, pag. 3. Padova.

présenté qu'un caractère local bien délimité [1] ; d'autres n'ont été décrites que pour avoir fait leur apparition dans l'arrière-saison sur des chaumes déjà lignifiés, ce qui soulève des doutes très fondés sur leur nature parasitaire ; celles que nous décrivons ont été partout et fréquemment rencontrées sur les céréales pendant la première période de leur végétation.

Genre Septoria.

Fries.

Ce genre offre une physionomie particulière, commune à toutes les espèces qui le composent et consistant surtout dans la forme vermiculaire de ses spores. Ses nombreuses espèces (on en connaît aujourd'hui près de 600) sont presque toutes parasites et vivent en grand nombre sur nos plantes cultivées ou sauvages, sur les arbres et aussi quelquefois sur les insectes.

1. Parmi celles-ci nous mentionnerons le *Phoma Hennenbergii* que M. Kühn observa en 1877, dans un village d'Allemagne, sur les glumes et les glumelles de quelques variétés printanières du froment ; il s'y manifeste par des taches d'un gris sale, au milieu desquelles brillent de petits points noirs dus aux fructifications du champignon. Celles-ci sont formées par des pycnides globuleuses, de couleur foncée mesurant 100 μ. de diamètre et renfermant des stylospores cylindriques droites ou légèrement courbées, hyalines, dont la longueur varie de 14,3 à 17,2 μ. et la largeur atteint en moyenne : 2,3 μ. M. Kühn vit périr en cette année-là un grand nombre d'épis sous l'action de ce parasite.

1. Septoria graminum.

Desmazièr. *Annal. Scienc. Nat.* 1843, XIX, page 339.

Synonymie. *Septoria cerealis* Passer. in Thüm. Herb. myc. œcon.
Depazea graminicola. Berk. Annals of Nat. History, nº 103.

Exsiccata. Thümen. *Herb. mycol. œconom.*, nº 602.

Le *Septoria graminum,* décrit pour la première fois par Desmazières, est un parasite très fréquent sur nos blés. Il associe souvent son action à celle d'autres champignons, tels que l'*Erysiphe graminis,* le *Gibellina cerealis,* etc.

Le *Septoria graminum* se développe surtout dans le parenchyme des feuilles, au commencement même de la végétation. Il y détermine des taches assez grandes, allongées, ordinairement limitées par les nervures, possédant une coloration rouge-brique plus foncée à leurs bords. Lorsque la partie du limbe de la feuille correspondant à ces taches semble desséchée, on voit apparaître à sa surface de petites pustules noires. Ces ponctuations peu surélevées, plus petites que la tête d'une épingle, mais visibles à l'œil nu et mieux par transparence, se multiplient rapidement et sont assez rapprochées.

Toutes ces altérations sont déterminées par le mycélium de ce champignon qui se développe dans les tissus des organes attaqués. Dès que la partie envahie commence à s'épuiser, ses filaments déliés et ramifiés se pelotonnent, forment de petits amas qui grandissent, prenant successivement des teintes plus foncées, et, après leur développement complet, constituent les organes fructifères du *Septoria*.

Leur aspect est alors celui d'un petit nodule plus ou moins sphérique ou elliptique. Une enveloppe noire, peu épaisse, les limite et présente au sommet un point plus

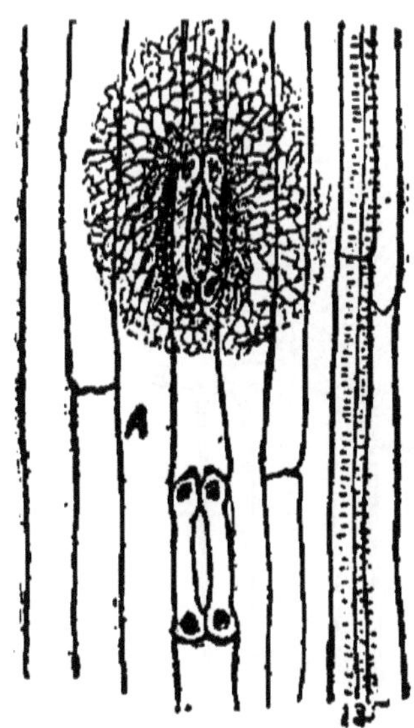

Fig. 33. — Un conceptacle fructifère du *Septoria graminum* vu de face ; son ostiole correspond à l'ouverture stomatique de la feuille. 135/1 (d'après nature).

clair, qui correspond ordinairement à l'ouverture stomatique de la feuille : c'est l'*ostiole,* très distinctement visible pour cette espèce (fig. 33).

Une coupe transversale de ces conceptacles montre leur enveloppe formée de quelques assises de cellules irrégulières, petites, qui deviennent de moins en moins foncées dans l'intérieur où elles se confondent avec un tissu délié qui tapisse toute la cavité (fig. 34). Les spores se détachent de ce dernier tissu; elles sont filiformes, droites (fig. 35) ou flexueuses, incolores, unicellulaires, très allongées : 55 à 75 μ, et excessivement minces : 1 à 1,3 μ; leur intérieur est orné d'un certain nombre de gouttelettes huileuses

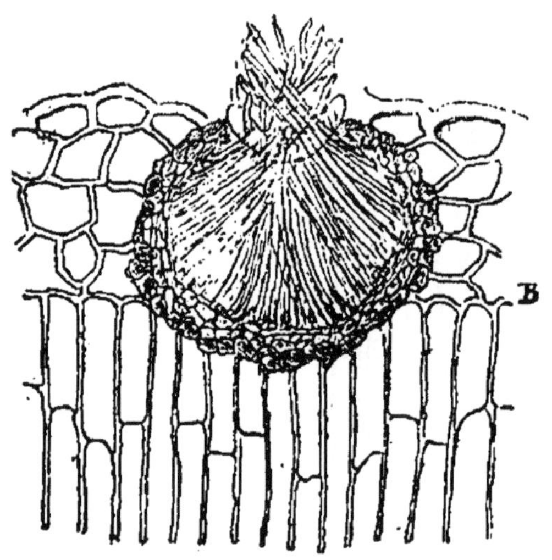

FIG. 34. Coupe d'un conceptacle fructifère du *Septoria graminum* rempli de sporidies. 180/1. (D'après nature.)

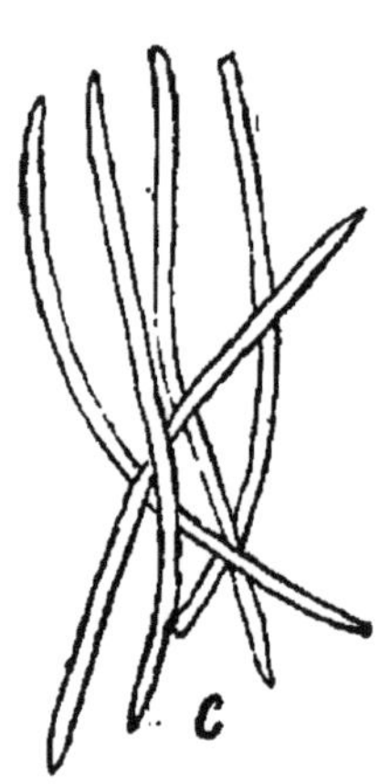

FIG. 35. Spores filiformes du *Septoria graminum*. 580/1. (D'après nature.)

verdâtres, qui disparaissent dans les échantillons de l'herbier (fig. 35).

Le *Septoria graminum* fut constaté en France, en Italie, en Angleterre, en Autriche et en Amérique sur les feuilles du blé, ainsi que sur celles d'autres graminées : *Bromus sterilis, Brachypodium sylvaticum, Panicum, etc.*

2. Septoria tritici.

Rob. in Desmazières. *Les plantes cryptog. de France.*

Exsiccata. Desmazières. *Les plantes crypt. de France*, fasc. XIV, n. 669.

Cette espèce, signalée d'abord par Roberge, fut décrite et publiée par Desmazières.

Le *Septoria tritici* se développe sur les deux faces de la feuille du Froment, mais principalement à la face inférieure; les mêmes conceptacles fructifères se montrent quelquefois de deux côtés. Il forme de petites taches d'abord jaunâtres, puis rousses et enfin blanchâtres par la destruction du parenchyme. Ces taches sont linéaires souvent confluentes : elles portent de très petits pycnides noirs nichés sous l'épiderme qu'ils soulèvent et remplis de sporidies qui s'échappent de l'ostiole. Ces sporidies sont linéaires, hyalines, courbées ou flexueuses, cloisonnées, presque aussi longue : 60 à 65 μ, mais bien plus grosses : 3 μ 5 à 5 μ que celles de l'espèce précédente.

Le *Septoria tritici* fut trouvé sur le blé en France, en Italie et en Angleterre.

Les effets du parasitisme sous ces formes incomplètes que nous venons d'examiner n'ont inspiré que rarement des inquiétudes, sans jamais causer de dommages sérieux. Néanmoins, leur mycélium vivant dans l'intérieur des tissus amènerait des désordres graves, avec lesquels on aurait beaucoup à compter, si le milieu extérieur devenait favorable au développement intense du champignon. Quant aux moyens de défense contre ces maladies, nous renvoyons à ce qu'il a été dit à propos des *Sphæriacées*.

MALADIES DE NATURE INCONNUE.

Un assez grand nombre de maladies, dont les causes ne sont pas encore éclaircies et dont les effets sont quelquefois fâcheux, pourraient prendre leur place sous ce titre. Leur nature, plus ou moins parasitaire, s'écarterait de notre plan. Nous nous limiterons à quelques mots relatifs à une affection qui menace l'existence du riz en Italie et que les Lombards désignent sous le nom de :

BRUSONE.

La maladie que les habitants de la Lombardie désignent sous le nom de *Brusone,* connue même au siècle dernier sous le nom de *Bruseggio,* n'attira l'attention que depuis 1827, 1828 et 1829, années de grands ravages. Le *Brusone,* appelé aussi *Carolo* et *Bianchella,* est une de ces maladies pour laquelle les conjectures, les hypothèses et les théories les plus diverses ont été émises. Parmi les auteurs qui ont traité cette affection nous rappellerons MM. Re, Pollini, De Candolle, Sandri, Del Pozzo, Garovaglio, Cantoni, etc.

L'époque pendant laquelle le mal apparaît avec plus de fréquence, est celle comprise entre fin juillet et commencement de septembre. Il se manifeste d'abord sur les feuilles et les gaines sous forme de taches jaunes qui passent vite au rouge-pâle, et s'entremêlent bientôt avec des taches de couleurs diverses. Cette altération des feuilles est suivie de celle, plus grave, des nœuds, qui commence ordinairement par celui situé le plus près de la surface de l'eau. L'invasion peut progresser de bas en haut jusqu'à attaquer tous les nœuds de la partie aérienne. Ceux-ci paraissent alors étranglés et lacérés, et présentent une coloration brûlée et noirâtre à laquelle le nom de *Brusone* (brûlé) fait allusion. Mais l'altération ne se limite pas à ces organes, les racines aussi, dans beaucoup de cas, sont plus ou moins désorganisées, et la partie de la plante submergée dans l'eau manifeste des changements identiques à la partie aérienne. Les épis n'en ont pas moins à souffrir : les épillets se détachent du rachis au moindre choc et coulent facilement bien avant la maturité ; leurs glumes présentent une surface jaune, brune ou noirâtre fréquemment tachetée d'une couleur de rouille. Le fruit est confiné dans une espèce de sac membraneux où manquent l'embryon et l'albumen et est souvent rempli d'une matière fongine [1]. Lorsque le mal s'attache de préférence aux gaines au lieu des chaumes,

1. L. Macchiati. *Brusone, Carolo o Bianchella del Riso*. (Bollettino della R. Stazione Agraria di Modena, vol. IX, 1890.)

ses effets paraissent un peu moins graves : une partie de l'épi, généralement celle située en haut, peut échapper à l'invasion du mal et parvenir à sa maturité.

Dans bien des cas cependant, le *Brusone,* apparaissant à peine quelque temps avant la moisson, se propage d'épi en épi avec une rapidité telle que la récolte est anéantie en deux ou trois jours [1].

Plusieurs études ont été consacrées à l'étiologie de cette maladie, sans contribuer à nous laisser entrevoir sa nature. Les conditions météorologiques sont pour ce cas encore mises en cause. D'après la théorie dite des *météorologistes* [2] la maladie se manifesterait toutes les fois que des changements brusques de la température atmosphérique, il résulterait une perte d'équilibre entre la température de l'air et celle du sol. Ce dernier devenant plus chaud que l'air, des perturbations notables se produiraient au sein de la plante. Ces considérations, vraies en principe, ne constituent pas toujours des conditions indispensables. Combien de fois, en effet, ne voit-on pas le *Brusone* se manifester indépendamment de toute condition météorologique sur des terrains riches en matières organiques ? Qui pourrait dire, d'autre part, que ces changements de tempé-

1. O. Bordiga e Silvestrini. *Del Riso e della sua coltivazione.* Novara, 1880.

2. G. Cantoni. *Trattato teorico-pratico di Agricoltura.* Milano, 1868.

rature, au lieu de produire le mal, en favorisent la vraie cause, qui jusqu'aujourd'hui nous échappe ?

Une autre théorie, que je dirai *chimique*, attribue le mal à l'excès de matières végétales et spécialement de l'humus [1]. Ainsi, selon cette hypothèse, l'humus en se décomposant absorberait l'oxygène de l'eau, si nécessaire à la vie des racines, et, en s'emparant de l'oxygène des sulfates du terrain (sulfate de potasse, de soude, de chaux etc.) les réduirait en sulfures. Ces sulfures à leur tour, se trouvant en présence des acides de l'humus, dégageraient de l'acide sulfhydrique qui contribuerait à hâter la mort des racines déjà privées d'oxygène. Cette hypothèse tombe aussi devant le fait que la maladie se développe avec la même intensité et quelquefois avec plus d'intensité sur les terrains les moins riches en matières organiques que sur les autres, et qu'à côté des variétés qui paraissent sensibles à un excès d'humus, il y en a d'autres qui n'en ressentent pas le moindre effet.

Enfin on n'a pas manqué de faire intervenir le parasitisme. Le célèbre cryptogamiste Garovaglio [2] observa sur les

1. Malinverni. *Il Riso vercellese all' esposizione di Vienna*. Torino, 1872.

2. Del *Brusone* del Riso. (Archivio trien. del Laboratorio di Botan. crittogamica presso la R. Univ. di Pavia, V, 1. Milano) 1874). Voici la diagnose de la forme ascosporée : *Perithèces* épars, globuleux, sous-épidermiques, très petits : 70 à 80 μ. ; *asques* allongés en massue octosporés sans paraphyses, longs de 47 à 50 μ. et larges de 8 μ. ; *sporidies* presque distiques, fusiformes, sub-hyalines, unicloisonnées, mesurant 14 à 15 de long sur 4 à 4,2 de large.

chaumes atteints du *Brusone* la présence constante d'un petit champignon, qu'il dénomma *Pleospora* (*Sphærella* Sacc.) *oryzae*, et l'accusa d'être l'auteur de la maladie. Selon lui le *Pleospora* se trouverait toujours dans le rachis et les feuilles des plantes attaquées sous forme de taches un peu relevées sous l'épiderme, irrégulièrement rondes, noires au centre, perdant leur couleur à leur circonférence, et formées par l'agglomération de périthèces, de pycnides ou de spermogonies [1]. Les botanistes aujourd'hui ne partagent pas, et pour cause, cette opinion. Outre que la maladie ne paraît pas se reproduire par l'inoculation artificielle ou naturelle de ce champignon, sa présence même est loin d'être constante sur les chaumes brusonés. Nos observations personnelles et celles antérieures de M. le Dr Cavara portées sur un grand nombre de pieds desséchés par cette maladie nous ont montré la présence du *Pleospora* Sphaerella *oryzae* de beaucoup moins fréquente que celle d'une autre espèce : *Sphaerella Malinverniana*. Les tentatives que nous avons faites pour provoquer l'apparition du *brusone* par l'inoculation des spores de cette dernière espèce se sont montrées toujours infructueuses.

A côté du *Pleospora* d'autres espèces fongines, telles que le *Sclerotium oryzae* Catt. (mycélium stérile produisant de petits sclérotes) le *Sporotrichum maydis* Gar., le *Erichothecium domesticum,* Link. etc., ont été considérées comme coopérant à la production du mal. Il en est cependant de celles-ci comme du Pleospora ; on peut objecter l'inconstance de leur apparition et leur absence complète pendant les premières périodes du mal. On pourrait demander pourquoi, à côté des rizières atteintes de *brusone*, il y en a d'autres parfaitement saines? Pourquoi dans celles-ci quelques épis malades se trouvent toujours? Pourquoi enfin dans les années peu chaudes on voit le mal dévaster une seule rizière selon la direction de quelques bandes et respecter le reste? Les germes qui peuvent répandre la maladie sur tous les points de la campagne, et le vent qui se charge de les transporter, ne font jamais défaut.

Ainsi, sans nier que ces végétations microscopiques accélèrent la décomposition des plantes malades, on n'a aucune raison de les considérer comme étant la vraie cause de cette affection.

Il est à remarquer que de différentes variétés du riz, celles étrangères ou rustiques (Var. *Japonaise, Bertone, Francne, etc.*) offrent une certaine résistance à cette maladie; tandis que, par contre, la var. *Nostrale,* une de plus anciennement cultivées au nord d'Italie, se montre tellement sujette à la maladie qu'elle provoque de plus en plus l'abandon de sa culture.

Parmi les années qui ont favorisé outre mesure le développement de cette maladie dans ces derniers temps, nous rappellerons les années 1875 et 1888, pendant lesquelles sur plusieurs points de la Lombardie et des autres contrées rizicoles de la haute Italie, le *Brusone* réduisit fortement la récolte du riz.

On ne saurait s'attendre à un remède efficace contre une maladie dont la cause n'est pas encore connue. La sélection cependant, pour le semis des pieds qui au moment de la récolte paraissaient les plus résistants, paraît avoir donné dans quelques cas des résultats satisfaisants.

Laboratoire cryptogamique de l'Université de Pavie, 1891.

ERRATA

Page 11, ligne 17, au lieu de *Epicourum*, lisez *Epicoccum*.
Page 18, ligne 22 (note), au lieu de *V. Turelli*, lisez *V. Torelli*.
Page 19, ligne 17, au lieu de *fermentation alcoolique succédant à la fermentation acétique*, lisez *suivie de fermentation acétique*.
Page 40, ligne 17, supprimez les mots : *le foin*.
Page 46, ligne 11, au lieu de *Rhipomorpha*, lisez *Rhizomorpha*.
Page 54, ligne 2
Page 64, ligne 26
Page 68, ligne 11 } Au lieu de *Gaeoma segetum* lisez *Caeoma segetum*.
Page 86, ligne 11
Page 147, ligne 18
Page 90, ligne 17, au lieu de *la Tilletia*, lisez *le Tilletia*.
Page 91, ligne 6 (légende), au lieu de *germinateur*, lisez *germination*.
Page 100, ligne 23, ajoutez *et conservent pendant six ans et demi leur faculté germinative* (Liebenberg).
Page 126, ligne 18, fermez la parenthèse.

SUR LA COLORATION ET LE MODE D'ALTÉRATION

DE GRAINS DE BLÉ ROSE

Par **ÉD. PRILLIEUX**

Professeur à l'Institut agronomique, membre de la Société nationale d'agriculture (1).

Mes observations ont porté sur des échantillons appartenant aux quatre variétés suivantes : Blé de Médeah, Blé de Xérès, *purple Shaw Vheat,* et Blé Rousselin.

Les grains de Blé roses montrent cette coloration à l'extérieur ; mais ce n'est pas le tégument du grain qui est coloré, c'est la couche extérieure de l'albumen, qui est d'un rose pourpré et qui apparaît au travers par transparence. Dans leur aspect et leur forme générale, les grains roses ne présentent guère, du reste, de particularité notable, bien qu'il y ait parmi eux une proportion assez grande de grains très serrés et ridés, et que souvent les couches extérieures de leur enveloppe soient crevassées par places et peu adhérentes.

On sait que l'enveloppe d'un grain de Blé est formée

1. *Annales des sciences naturelles,* 6e Série, t. VIII, cah. 5.

extérieurement de plusieurs assises de cellules allongées, disposées parallèlement à la longueur du grain, au-dessus desquelles est une assise de cellules transversales : ces assises correspondent au péricarpe. Au delà est une mince couche constituant le tégument de la graine et recouvrant une autre couche plus épaisse, hyaline, qui est de composition différente, car elle se colore en bleu lilas par l'iodo-chlorure de zinc, tandis que la couche qui la recouvre se colore en brun.

Dans les grains roses, on peut voir d'ordinaire sur une coupe transversale mince la partie de l'enveloppe qui représente la couche moyenne du péricarpe détachée et soulevée par les grandes cellules transversales qui sont en dessous, et qui se sont arquées en dehors par suite du retrait et de la diminution du volume du grain.

Quand on enlève par une coupe tangentielle le tégument du grain, on voit apparaître très nettement la couleur rose vif de la couche superficielle de l'albumen. Si l'on divise transversalement le grain, la coupe, ou la cassure paraît nettement colorée en rose dans les Blés durs, plus faiblement dans les variétés à cassure farineuse ; là la coloration purpurine ne se montre d'une façon manifeste qu'à la couche superficielle de l'albumen et sur le pourtour de cavités qui se forment, comme nous le verrons tout à l'heure, dans le milieu des grains roses.

Sur une coupe très mince, telle qu'on en prépare pour l'observation microscopique, toute la partie de l'albumen dans laquelle les cellules contiennent de l'amidon paraît incolore dans tous les cas. Il n'en est pas de même de la couche superficielle de l'albumen. On sait qu'elle diffère par son contenu du reste de la masse ; qu'elle est formée de cellules à l'intérieur desquelles on ne trouve pas de grains d'amidon, mais seulement une matière azotée que l'on a désignée comme gluten [1], mais qui a en réalité des propriétés et un aspect fort différents : elle est formée de grains assez gros et ne s'étire pas en fils comme le gluten.

Dans les grains roses, cette couche est colorée en lilas pourpre : mais pour voir nettement cette coloration au microscope, il convient d'examiner une coupe fine dans l'huile ou dans la glycérine ; dans l'eau, la couleur disparaît immédiatement.

L'embryon est, comme la couche superficielle de l'albumen, coloré en rose souvent très fortement. Toutes ses parties peuvent montrer une nuance purpurine plus ou moins marquée, mais ce sont toujours les jeunes faisceaux qui la présentent avec le plus d'intensité. Ce sont donc en résumé les parties les plus riches en matière azotée qui, dans le grain, se colorent nettement en rose : les cellules entièrement remplies de matière protéique de la couche

1. C'est la couche à gluten *(Kleberschicht)* des auteurs allemands : Wiesner, *Die Rohstoffe des Pflanzenreiches*, p. 287. — Vogl, *Nahrungsmittel aus dem Pflanzenreiche*, p. 26.

externe de l'albumen, et les faisceaux conducteurs de la tigelle et de la radicule, qui sont très riches en protoplasma. Dans les cellules où la matière azotée (gluten)[1] est mélangée avec des grains d'amidon, l'intensité de la coloration est en général en proportion de la quantité de gluten.

Quand l'altération est très profonde, la coloration rose peut se manifester avec une grande vivacité au voisinage des lacunes qui se produisent au milieu de l'albumen.

Lorsqu'on coupe transversalement un certain nombre de grains de Blé roses, on est tout d'abord frappé par la présence, si fréquente qu'elle doit sembler normale en pareil cas, d'une grande cavité circulaire au milieu de l'albumen. Cette cavité est adossée à l'extrémité du repli qui forme le sillon, et s'étend ordinairement dans le sens de la longueur du grain depuis l'embryon jusqu'au sommet. Le plus souvent, quand elle n'occupe pas plus de la moitié du diamètre du grain, elle a une forme assez régulière ; sur une coupe fine, elle se montre limitée nettement par une couche transparente, qui tranche avec le tissu opaque et gorgé d'amidon qui l'entoure.

Dans d'autres grains qui paraissent encore plus fortement altérés, ou bien la lacune est plus étendue et de forme peu régulière ; ou bien, au lieu d'une seule lacune,

1. Je conserve le mot *gluten*, en renvoyant toutefois, pour plus de détails, à la note de M. Trécul (*Comptes rend., de l'Académie des sciences*, t. XLIV, p. 450, tab., 1857.)

on en voit plusieurs qui peuvent communiquer ensemble et former dans le grain une cavité tout à fait irrégulière. C'est toujours à la superficie du grain qu'elles commencent à se développer.

Toutes ces lacunes, quelles que soient leur forme et leur étendue, sont entourées chacune d'une zone plus ou moins épaisse, dans laquelle le tissu de l'albumen est transparent et dépourvu d'amidon, comme on peut le voir bien nettement en plaçant une coupe de grain attaqué dans l'eau iodée. Les lacunes se montrent alors bordées d'une ligne jaune qui tranche de la façon la plus marquée sur la couleur violet-foncé du reste du tissu.

Cette zone qui se colore en jaune est bordée du côté intérieur par une traînée nébuleuse tapissant la paroi de la lacune d'une sorte de revêtement irrégulier, d'épaisseur variable, qui forme çà et là des masses opaques mamelonnées, à limites vagues et indécises à l'intérieur de la cavité.

A l'aide de puissants grossissements, on reconnaît, dans ces dépôts à contour nuageux, des amas de corpuscules sphériques d'une excessive ténuité, très réfringents, qui se colorent en jaune par l'iode, et qui ne sont autre chose que des Bactéries qui me paraissent se rapporter au genre *Micrococcus* de M. Cohn. Ces petits êtres sont très souvent réunis en colonies qui forment des masses mamelonnées ; mais ces amas sont peu cohérents, et sur la plaque de verre on en voit toujours un très grand nombre qui flottent librement, isolés ou réunis par deux. Ils peuvent alors sembler animés d'un mouvement, mais c'est une trépidation moléculaire, et non pas un acte spontané et vital ; car l'iode, qui colore en jaune les petits êtres et les tue très certainement, ne fait pas cesser leur mouvement.

La forme de ces Bactéries m'a paru varier un peu. On en rencontre de globuleuses et d'ovoïdes ; tandis que les unes paraissent absolument sphériques, beaucoup d'autres ont une forme un peu allongée, rappelant celle de cocons de ver à soie ; d'autres fois on voit deux sphères adhérentes l'une à l'autre. Ce sont là, je pense, seulement des phases diverses de leur développement.

Il doit paraître au moins fort vraisemblable que ces organismes, dont j'ai constaté la présence dans tous les grains roses que j'ai observés, sans aucune exception, sont la cause véritable de la singulière altération qui se manifeste par la coloration des tissus et par la formation des cavités où l'on trouve des nuées de *Micrococcus*. On sait que certains petits êtres semblables produisent des couleurs diverses dans les substances où ils se développent[1], comme le *Micrococcus prodigiosus,* par exemple.

Pour avoir la preuve directe que c'est bien aux *Micrococcus* contenus dans les grains de Blé roses qu'est due la destruction des éléments de l'albumen, il faut étudier de près l'altération que présentent les tissus au voisinage des

1. *Pigment bactérien* (*Micrococcus* chromogènes) de Cohn.

points qui se montrent le plus fortement colorés ou désorganisés, c'est-à-dire près de la lacune et au pourtour de l'albumen.

Le tissu normal de l'albumen du Blé est formé, comme on sait, de grandes cellules à parois minces, à l'intérieur desquelles se trouvent de nombreux grains d'amidon ; tous les intervalles qu'ils laissent entre eux sont remplis par du gluten. Les grains d'amidon sont, les uns gros et lenticulaires, les autres plus petits et à peu près sphériques. Le gluten est une masse solide dans le grain sec, transparent, s'amollissant dans l'eau, s'étirant en fil et se colorant en jaune par l'iode.

Au voisinage de la lacune, ce tissu est profondément modifié. Amidon, gluten, parois cellulaires, sont tour à tour attaqués et détruits par les *Micrococcus*.

C'est tout d'abord, et surtout sur les grains d'amidon, que se manifeste l'action destructive de ces Bactéries. On les voit diminuer de taille sans présenter la moindre apparence d'altération intérieure et en ne montrant seulement que des marques de corrosion à la surface, puis finalement disparaître complètement.

On sait que normalement les grains d'amidon du Blé sont destinés à disparaître durant le travail de germination des grains. On a étudié les modifications qui se produisent à leur intérieur dans ces conditions. Gris [1] et M.

1. Arth. Gris, *Du développement de la fécule et de la résorp-*

J. Sachs[1] en ont donné des figures et des descriptions. Ils ont montré que, quand les grains d'amidon du Froment commencent à se dissoudre, ils présentent d'abord par places un aspect feuilleté qu'ils n'offraient pas auparavant, et qui paraît dû à ce qu'une substance qui se trouvait interposée entre les feuillets est dissoute ; de plus, on voit apparaître au centre organique du grain des fentes rayonnantes au nombre de deux ou trois, en V, ou en Y, qui fréquemment s'élargissent ou se ramifient, et forment des canalicules et des sillons tantôt circulaires, tantôt rayonnants ou irrégulièrement sinueux, qui traversent la masse du grain en isolant des segments volumineux de matière amylacée moins altérée. Plus tard les grains se brisent et se divisent en fragments très irréguliers, qui sont échancrés de diverses façons sous l'influence corrosive de l'agent de la germination et finissent par se dissoudre.

L'agent qui transforme l'amidon pendant la germination des céréales a été isolé, et a reçu de Payen et Persoz le nom de diastase.

Dans un récent travail, M. Baranetzky[2] a montré que les ferments végétaux semblables à la diastase, dont on

tion dans les graines en germination (*Ann. sc. nat.*, t. XIII, pl. 8).

1. J. Sachs, *Zur Keimungsgeschichte der Gräser* (*Bot. Zeit.*, 1862, p. 145, pl. V).

2. Baranetzky, *Die stärkeumbildenden Fermente*. Leipzig, 1878, p. 37.

n'avait encore constaté l'action hors de la plante que sur l'amidon à l'état d'empois, peuvent dissoudre aussi les grains d'amidon même en dehors des cellules ; et il a étudié la corrosion dans ces conditions sur différentes sortes de farines, et en particulier sur l'amidon du froment.

Il a, comme Gris, reconnu que l'attaque du grain par le ferment se manifeste par l'apparition de feuillets concentriques, et par la formation de fissures et de canalicules qui s'étendent à partir du centre à travers la masse du grain [1].

Si, au lieu d'employer un ferment végétal comme la diastase, on fait agir sur un grain d'amidon le mélange d'acide chromique et d'acide sulfurique dont la préparation et l'emploi comme réactif ont été indiqués par M. Wiesner [2], on observe encore les mêmes phénomènes, le même mode de désorganisation interne des grains précédant leur dissolution.

Est-ce ainsi que les grains d'amidon sont corrodés par les Bactéries dans les grains de Blé roses? En aucune façon; ils diminuent de taille peu à peu, sans présenter jamais de fissures ni de canalicules, sans se diviser en fragments irréguliers, se réduisant par une corrosion extérieure

1. *Ibid.*, p. 48, et fig. 5.

2. Jul. Wiesner, *Einleitung in die technische Mikroskopie*, p. 38.

qui s'accuse plus particulièrement sur les bords des gros grains lenticulaires par les contours qui deviennent sinueux, et aussi par l'apparition de lignes concentriques dans les points plus profondément corrodés où plusieurs couches du grain se trouvent entamées.

Les grains diminuent ainsi insensiblement jusqu'à n'être plus que des granules d'une extrême petitesse, mais toujours colorables en violet par l'iode. On voit tous les passages entre le grain inaltéré de grande taille et les parcelles de fine poussière que l'on trouve encore çà et là dans les cellules très voisines de la grande lacune peuplée de nuées de *Micrococcus*. On peut s'assurer ainsi que c'est exclusivement par la surface que les grains sont corrodés, et que, par conséquent, le mode d'attaquer des grains d'amidon par les *Micrococcus* est essentiellement différent de l'action des ferments solubles analogues à la diastase. Dans les Blés germant, il est vrai, on voit souvent, surtout au commencement de la germination, des marques de corrosion externe comparables à celles que l'on observe sur les grains d'amidon des Blés roses; mais bientôt les modifications internes apparaissent, les canalicules se creusent et les feuilles se séparent. C'est par un travail interne surtout que les grains d'amidon se désorganisent pendant la germination; tandis que dans les Blés roses la corrosion est exclusivement superficielle.

Cette observation me semble importante en ce qui touche la façon dont les Bactéries désorganisent les matières qu'elles corrodent et détruisent. On a en effet supposé que les ferments organisés pourraient agir par l'intermédiaire d'un ferment liquide qu'ils sécréteraient. On voit que, du moins dans le cas particulier que j'ai étudié ici, les *Micrococcus* corrodent les grains tout autrement que ne le fait la diastase.

Dans l'albumen du Blé rose, les grains d'amidon sont ordinairement rongés par les *Micrococcus* avant le gluten qui les enveloppe, et qui paraît rester d'abord à l'abri de la corrosion. Dans les tissus encore peu altérés, on voit les petits grains d'amidon disparaître d'abord, tandis que les gros diminuent de taille; puis ceux-ci finissent aussi par être résorbés à leur tour, laissant vide, dans le gluten inaltéré, la place qu'ils occupaient : de telle façon qu'à un certain moment, on trouve la cellule remplie d'une masse de gluten creusé de vacuoles vides pour la plupart, mais parmi lesquelles on en trouve çà et là quelques-unes contenant encore un petit grain colorable en violet par l'iode.

C'est surtout dans les cellules contiguës à la zone extérieure colorée en rose que j'ai le plus facilement observé cet état transitoire, très instructif touchant la marche de la corrosion des tissus.

L'action des *Micrococcus* continuant, les matières azotées sont attaquées à leur tour, et cela plus ou moins tôt. Tandis que le plus souvent on voit la place vide des grains de fécule résorbés au milieu du gluten encore intact, parfois aussi, dans les cellules voisines de la grande lacune, on trouve la masse entière du gluten déjà fort altérée et réduite à une masse irrégulière amorphe, pénétrée d'une nuée de *Micrococcus,* bien que la même cellule contienne encore des grains d'amidon, bien diminués de taille, il est vrai, mais dont évidemment la résorption complète ne précède pas celle de la matière azotée. Il ne serait donc pas exact de dire que tant qu'il y a de l'amidon, la matière azotée n'est pas attaquée; les deux substances peuvent être corrodées en même temps dans la même cellule.

La matière protéique granuleuse de la couche superficielle rosée de l'albumen se corrode avant la couche sous-jacente, et pendant que dans celle-ci les grains d'amidon sont encore seuls attaqués, on voit les cellules de la couche superficielle déjà en partie vides.

Non seulement les matières contenues à l'intérieur des cellules, amidon et matières protéiques, sont désorganisées et rongées par les *Micrococcus,* mais les parois cellulaires elles-mêmes sont aussi attaquées, et on les voit profondément modifiées au voisinage de la lacune centrale.

Tandis que dans les portions non altérées de l'albumen les cellules ont des parois minces et d'amples cavités remplies d'amidon et de gluten, sous l'action des *Micrococcus* les parois se gonflent pendant que le contenu disparaît. Dans la zone transparente qui borde la lacune, on trouve des cellules à parois gélifiées, à cavité fort réduite, ne contenant plus qu'une petite masse qui se colore en jaune par l'iode, ou çà et là quelques fins granules se colorant en violet. A peine distingue-t-on encore les cellules dans la couche hyaline qui borde la lacune. Cependant les membranes cellulaires ainsi gonflées présentent encore les caractères de la cellulose; le chloro-iodure de zinc les colore en lilas pâle, et permet de les distinguer là où leur transparence les rend difficilement visibles sans l'action de ce réactif.

Ces derniers restes du tissu de l'albumen finissent enfin par être consommés à leur tour par les Bactéries, et la cavité grandit incessamment en s'avançant de plus en plus dans la profondeur du grain.

Un autre cas plus net encore peut-être de dissolution de la cellulose par les *Micrococcus*, s'observe dans les parties extérieures des grains roses très altérés, là où les téguments sont crevassés et détachés du grain. Si l'on compare des coupes transversales fines de tels grains à des coupes de grains sains on voit que la couche hyaline qui sépare le tégument de la graine de la couche extérieure de l'albumen, et qui est si épaisse dans les grains sains, est résorbée complètement sous l'action des *Micrococcus* dans les grains roses très altérés.

Les *Micrococcus* pénètrent dans le grain de l'extérieur par le sillon; c'est au fond de celui-ci que se trouve presque toujours le principal foyer de corrosion. Ils se propagent en outre dans les parties superficielles du grain en suivant l'assise qui contient les granules de protéine, où leur présence est décelée par la coloration rose et au voisinage de laquelle on constate en outre la corrosion des grains d'amidon dans les cellules sous-jacentes. Dans tous les points où les *Micrococcus* se multiplient davantage et où leur action prend une intensité plus grande, des lacunes accessoires se forment.

Il résulte des observations qui précèdent :

1° Que la coloration et l'altération des Blés roses sont dues à la pénétration dans les grains de *Micrococcus* qui s'y multiplient et en corrodent les tissus.

2° Que ces petits êtres rongent tous les éléments constitutifs du grain, attaquant ordinairement d'abord l'amidon, puis les matières protéiques, et enfin la cellulose des parois cellulaires.

Ed. Prillieux.

TABLE DES MATIÈRES

Pages.

TABLE ALPHABÉTIQUE

CHARTRES. — IMPRIMERIE DURAND, RUE FULBERT.

TRAITÉ DE BOTANIQUE
AGRICOLE ET INDUSTRIELLE

Par J. VESQUE

Docteur ès sciences, Lauréat de l'Institut, Maître de Conférences à la Faculté des Sciences et à l'Institut national agronomique de Paris

1 vol. in-8 de xvi-976 pages, avec 598 figures intercalées dans le texte.

Cartonné en toile.. . . . . 18 fr.

Ouvrage honoré d'une souscription du ministère de l'Agriculture.

Ce livre renferme la description succincte des familles et des genres, et l'énumération des produits d'origine végétale qui sont devenus l'objet d'un commerce important.

Les Graminées, si intéressantes pour le cultivateur, ont été traitées avec un soin particulier.

M. Vesque montre que la culture des plantes ne consiste pas à produire un maximum de masse végétale ; que la nature des plantes, les espèces qui peuplent nos prairies, les semences confiées au sol, doivent préoccuper autant que la nature du sol et les engrais à employer. En permettant au cultivateur de distinguer les bonnes des mauvaises herbes, le *Traité de botanique agricole et industrielle* lui rendra de réels services.

ÉLÉMENTS DE BOTANIQUE AGRICOLE

A L'USAGE

Des Écoles d'agriculture, des Écoles normales et de l'enseignement agricole départemental

Par E. SCHRIBAUX

Diplômé de l'Enseignement supérieur de l'Agriculture
Directeur du Laboratoire de l'École d'agriculture de Joinville

et J. NANOT

Répétiteur à l'Institut national agronomique,
Professeur à l'École d'arboriculture de la Ville de Paris.

1 vol. in-18 jésus, avec 260 fig., deux pl. col. et une carte de géographie agricole. . . . . 7 fr.

Ce livre peut servir de guide pour ceux qui veulent appliquer les notions de la botanique à une exploitation rationnelle du sol.

Il voit le jour au bon moment, quand le Gouvernement, par la création de chaires départementales et d'écoles pratiques, manifeste sa ferme volonté de répandre et de faire progresser la science agricole dans toute l'étendue du pays.

Laissant de côté les questions de botanique pure, nous signalerons pour leur intérêt pratique les chapitres qui traitent de la *germination*, de l'*alimentation végétale*, du *greffage*, du *marcottage*, du *bouturage*, de la *transplantation*, de la *récolte* et de la *conservation des graines*, de la *stratification* et des *semis*. Quelques pages sont consacrées à l'*herborisation* et à la *description des instruments* dont on doit se munir.

Le volume se termine par un chapitre de *géographie botanique*.

Le texte, résumé méthodique des leçons de MM. E. Prilleux, Schlœsing, Tassy, Du Breuil et Vesque, est accompagné de nombreuses figures, de deux planches en couleur et d'une carte agricole dressée par M. Heuzé. E. Ferrand.

LE PETIT JARDIN

Par D. BOIS

Aide-naturaliste de la chaire de culture au Muséum.

1 vol. in-16, de 352 pages, avec 149 figures, cartonné. . . 4 fr.

Création et entretien du petit jardin; les instruments; le sol; les engrais; l'eau; la multiplication; les semis; le greffage; le bouturage; la taille des arbres; le jardin d'agrément; le jardin fruitier; le jardin potager; les travaux mois par mois; les maladies des plantes et les animaux nuisibles.

LES PLANTES D'APPARTEMENT

Par D. BOIS

1 vol. in-16, de 360 pages, avec 150 figures, cartonné. . 4 fr.

Les palmiers, les fougères, les orchidées, les plantes aquatiques; les corbeilles et les bouquets; les plantes de fenêtres; le jardin d'hiver; culture en pots; conservation des plantes en hiver; choix des plantes et arbrisseaux d'ornement suivant leur destination, etc.

LES ARBRES FRUITIERS

Par G. BELLAIR

Professeur à la Société d'horticulture.

1 vol. in-16, de 360 pages, avec 100 figures, cartonné.. . 4 fr.

Le matériel et les procédés de culture; les cultures spéciales; la vigne; le poirier, le pommier, le pêcher, le prunier, le cerisier, etc.; restauration des arbres fruitiers; conservation des fruits.

LES MALADIES DE LA VIGNE

ET LES MEILLEURS CÉPAGES FRANÇAIS ET AMÉRICAINS

Par J. BEL

1 vol. in-16, avec 50 figures, cartonné. . . . . 4 fr.

Ce petit volume sera certainement consulté avec profit par de nombreux lecteurs, qu'intéressent plus ou moins directement les questions se rapportant à la viticulture. A côté des études personnelles de l'auteur, ils y trouveront des remarques importantes dues à des savants très compétents, les résultats obtenus dans les écoles départementales de viticulture, ainsi que ceux des essais faits chez les viticulteurs les plus éminents du midi de la France. Ajoutons que cet ouvrage, très substantiel, contient de nombreuses figures représentant l'aspect des principales maladies de la vigne et les principaux cépages, ces dernières, fort intéressantes, sont la reproduction exacte de photographies. (*Revue scientifique*, 2 décembre 1889).

ENVOI FRANCO CONTRE UN MANDAT SUR LA POSTE

www.ingramcontent.com/pod-product-compliance
Ingram Content Group UK Ltd.
Pitfield, Milton Keynes, MK11 3LW, UK
UKHW020308230726
13925UKWH00001B/288